喝对粥膳更养人

杨力 主编 | 中国中医科学院教授、博士生导师
中央电视台《百家讲坛》特邀专家

U0274847

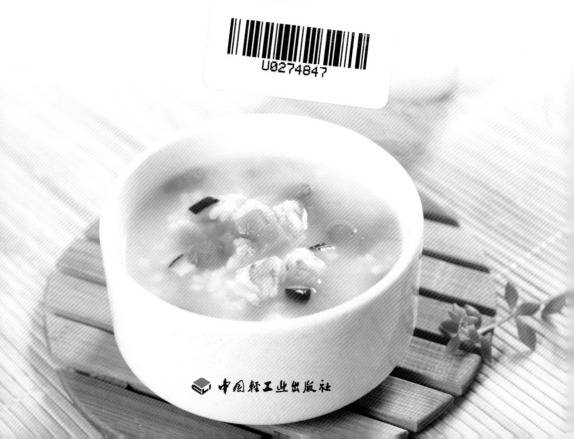

中国轻工业出版社

图书在版编目（CIP）数据

喝对粥膳更养人 / 杨力主编 . — 北京 : 中国轻工
业出版社，2017.8
ISBN 978-7-5019-8628-6

Ⅰ . ①喝… Ⅱ . ①杨… Ⅲ . ①粥－食物养生－食谱
Ⅳ . ① R247.1 ② TS972.137

中国版本图书馆 CIP 数据核字（2016）第 287717 号

责任编辑：侯满茹
策划编辑：翟　燕　　责任终审：孟寿萱　　责任监印：张京华
整体装帧：悦然文化　　责任校对：晋　洁　　全案制作：悦然文化

出版发行：中国轻工业出版社（北京东长安街 6 号，邮编：100740）
印　　刷：北京画中画印刷有限公司
经　　销：各地新华书店
版　　次：2017 年 8 月第 1 版第 2 次印刷
开　　本：720×1000　1/16　印张：13
字　　数：240 千字
书　　号：ISBN 978-7-5019-8628-6　定价：29.90 元
邮购电话：010-65241695　传真：65128352
发行电话：010-85119835　85119793　传真：85113293
网　　址：http://www.chlip.com.cn
Email：club@chlip.com.cn
如发现图书残缺请直接与我社邮购联系调换
170760S1C102ZBW

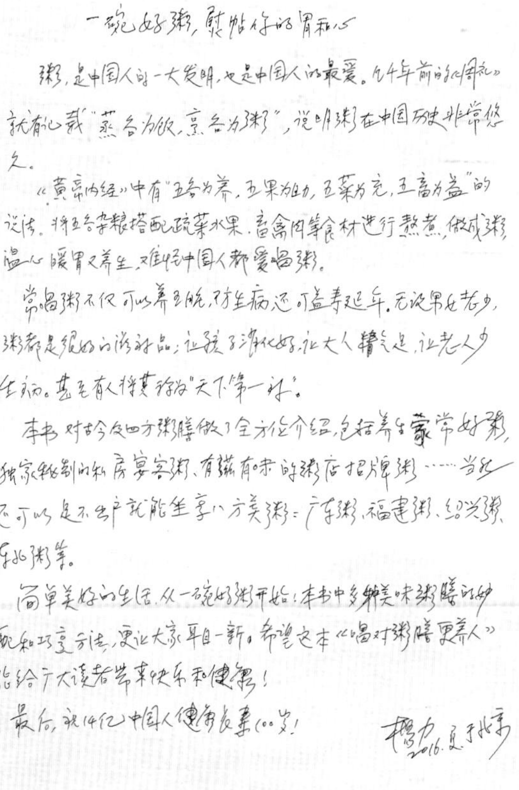

序

一碗好粥，熨帖你的胃和心

粥，是中国人的一大发明，也是中国人的最爱。几千年前的《周礼》就有记载“蒸谷为饭，烹谷为粥”，说明粥在中国历史非常悠久。

《黄帝内经》中有“五谷为养，五果为助，五菜为充，五畜为益”的说法。将五谷杂粮搭配蔬菜水果、畜禽肉等食材进行熬煮，做成粥，温心暖胃又养生，难怪中国人都爱喝粥。

常喝粥不仅可以养五脏，防生病，还可益寿延年。无论男女老少，粥都是很好的滋补品：让孩子消化好，让大人精气足，让老人少生病。甚至有人将其称为“天下第一补”。

本书对古今及四方粥膳做了全方位介绍，包括养生家常好粥、独家秘制的私房宴客粥、有滋又有味的粥店招牌粥……当然，还可以足不出户就能坐享八方美粥：广东粥、福建粥、绍兴粥、东北粥等。

简单美好的生活，从一碗好粥开始！本书中多种美味粥膳的妙配和巧烹方法，更让大家耳目一新。希望这本《喝对粥膳更养人》能给广大读者带来快乐和健康！

最后，祝14亿中国人健康长寿100岁！

杨力（杨力）
2016.夏.于北京

一碗好粥，熨帖你的胃和心

粥，是中国人的一大发明，也是中国人的最爱。几千年前的《周礼》就有记载“蒸谷为饭，烹谷为粥”，说明粥在中国历史非常悠久。

《黄帝内经》中有“五谷为养，五果为助，五菜为充，五畜为益”的说法。将五谷杂粮搭配蔬菜水果、畜禽肉等食材进行熬煮，做成粥，温心暖胃又养生，难怪中国人都爱喝粥。

常喝粥不仅可以养五脏，防生病，还可益寿延年。无论男女老少，粥都是很好的滋补品：让孩子消化好，让大人精气足，让老人少生病。甚至有人将其称为“天下第一补”。

本书对古今及四方粥膳做了全方位介绍，包括养生家常好粥，独家秘制的私房宴客粥、有滋有味的粥店招牌粥……当然还可以足不出户就能坐享八方美粥：广东粥、福建粥、绍兴粥、东北粥等。

简单美好的生活，从一碗好粥开始！本书中多种美味粥膳的妙配和巧烹方法，更让大家耳目一新。希望这本《喝对粥膳更养人》能给广大读者带来快乐和健康！

最后，祝14亿中国人健康长寿100岁！

杨力 2016.夏于北京

熬粥食材巧搭配

轻体强身、延年益寿

粥乃天下第一补，根本原因是将"五谷为养"的五谷杂粮集合在一起，四气五味的精华汇聚，可以开胃、促消化、预防便秘、调节脾胃、提高抵抗力，而且能搭配蔬果、畜禽、水果、坚果等食材，使功效得以加强和提升。先来介绍一下熬粥常见食材的营养搭配方法。

◎ 谷类+谷类

 燕麦 + 小米 = 燕麦双米粥
安神助眠，养胃

 大米 + 小米 = 二米粥
补脾养胃

 燕麦 + 大米 = 燕麦大米粥
促进钠排出，防止血压升高

 大米 + 薏米 = 大米薏米粥
健脾利湿，清热排脓

◎ 谷类+豆类

 大米 + 绿豆 = 绿豆大米粥
消暑解毒

 黑米 + 红豆 = 黑米红豆粥
活血补气

 小米 + 豌豆 = 小米豌豆粥
益中气，健脾养胃

 薏米 + 白扁豆 = 白扁豆薏米粥
健脾和胃，养心安神

◎ 谷类+蔬菜

大米 + 菠菜 = **菠菜粥**
疏肝养血

大米 + 油菜 = **油菜大米粥**
化瘀排毒

大米 + 南瓜 = **南瓜粥**
保护胃肠黏膜

紫米 + 莲藕 = **莲子香藕二米粥**
润肺养胃

◎ 谷类+肉类

小米 + 猪腰 = **猪腰小米粥**
补肾强腰，开胃
安眠

大米 + 牛肉 = **牛肉滑蛋粥**
补脾胃

大米 + 鸡肉 = **山药鸡蓉粥**
健脾益胃

大米 + 虾仁 = **山药虾仁粥**
补肾健脾

◎ 谷类+水果

大米 + 苹果 = **银耳苹果瘦肉粥**
提高肝脏解毒能力

大米 + 香蕉 = **香蕉粥**
润肺滑肠，防治
便秘

大米 + 菠萝 = **菠萝粥**
缓解伤暑不适

大米 + 山楂 = **山楂粥**
消除肉食积滞

◎ 谷类+坚果、干果

大米 + 花生仁 = **花生红枣山药粥**
润肤美容，补血
养血

大米 + 核桃仁 = **核桃木耳红枣粥**
防治脱发

糯米 + 腰果 = **荷香五仁粥**
滋养肝肾

大米 + 杏仁 = **杏仁酸梅粥**
润肺止咳

目 录

Part3　咸香肉蛋粥
　　——蛋白质和脂肪滋补强身

Part4　海鲜粥
　　——丰富的DHA养护大脑和心血管

Part5 水果干果甜粥
——水分足，维生素和膳食纤维含量高

特色滋补粥膳篇 — — — — — — — — — — — — — — — — — — — 93

Part6 广东粥
——用心慢慢熬煮的滋补养身粥

Part7 其他地方粥
——舌尖上的家乡味道

Part8 私房宴客粥
——惊艳朋友和访客的味蕾

Part9 粥店招牌粥
——进店必点的美味粥膳

Part10 剩饭剩菜做靓粥
——精打细算会过日子

特效功能养生粥膳篇

Part11 滋养五脏粥
——五脏强则百病不生

Part12 亚健康调理粥
——唤醒身体正能量

Part13 常见病调养粥
——无病一身轻松

Part14 女性美颜养生粥
——修炼高颜值、好气色

Part15　不同人群粥
——悉心呵护全家人

Part16　四季强身粥
——向大自然要健康

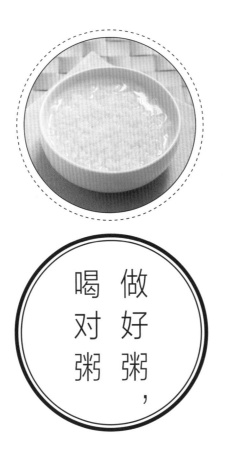

做好粥，喝对粥

细数粥膳的养生功效

粥在中国有很长的历史，古代医家和养生家称其为"第一补人之物"。将五谷杂粮搭配蔬果、畜禽肉等食材进行熬、炖、煨，做成一碗碗粥，可为人体补水，其中的营养成分还可被人体充分吸收和利用，具有防病抗病的作用。

◎ 易消化吸收

谷类、豆类多含有蛋白质、脂肪、碳水化合物、多种维生素和矿物质等，经过熬煮可以更好地释放营养，并且改善了粗糙的口感，质地软烂稀糯，很容易被人体消化吸收。

◎ 排毒、抗癌

粥膳中五谷杂粮含有的膳食纤维具有解毒能力，能促进肠道蠕动，并减少细菌、亚硝胺等致癌物在肠道中的停留时间，还能吸附致癌物质并促进其排出体外，从而起到排毒、抗癌的作用。

◎ 预防心血管疾病

五谷杂粮中含膳食纤维、维生素等，可减少肠道对胆固醇的吸收，进而促进胆汁的排泄，帮助降低血中胆固醇的水平，减少体内脂肪的堆积，对糖尿病、高血压、高脂血症等疾病的发生有较好的预防作用。

◎ 防治便秘

五谷杂粮中的膳食纤维促进肠道的吸收和蠕动，能够起到润肠通便的作用，对辅助治疗便秘与痔疮等有很好的作用。

◎ 预防感冒

温热的粥膳能够帮助人体驱除寒气，增强抗寒能力，预防感冒。

◎减肥

粥膳多由五谷杂粮熬煮而成，其中的膳食纤维含量较高，可以限制糖与脂肪的吸收，有效增加饱腹感，抑制进食更多食物的欲望，进而减少热量的摄入，有助于减肥。

◎美容护肤

五谷杂粮所含的膳食纤维可清除体内垃圾，有助于排毒养颜，所含的维生素E具有抗氧化功效，可延缓衰老。

◎益寿延年

粥熬好后，上面往往浮着一层细腻、黏稠的物质，中医称之为"米油"。这层"米油"可与参汤媲美。由此可见，粥非常滋补，常喝粥能强身健体、益寿延年。

◎病后喝粥补胃气

《黄帝内经》中说"人无胃气曰逆，逆者死"。临床上常把保胃气作为重要的治疗病患原则。而人在不舒服时，喝粥则有补益气血的作用，可助胃气以扶正。也就是说，粥在胃中不仅不需要很多胃气来消化，而且还能够资助人体的胃气。不过，患者应食用多种食物，粥类可每天换着花样、品种喝。如果患者肾功能不错，可以在粥里加些豆类、坚果、干果，这样营养更丰富，对疾病的康复更有益处。

● 不同搭配发挥更多功效

粥的最妙之处还在于熬煮时可以添加不同的养生食材，从而达到食补的效果。通过不同的食材搭配，可以熬煮出适合不同人群食用，具有不同保健功效和防病效果的粥。谷类、豆类以及核桃、芝麻等杂粮的混合搭配就可以变化出很多不同口味和营养功效的粥，加入水果、蔬菜、肉类、鱼类、动物内脏等食材，也有意想不到的效果。

锅具先准备，好粥手到擒来

想做出一碗营养美味的好粥，少不了煮粥的工具：锅。到底用什么锅煮粥快，用什么锅煮粥美味安全且容易熟呢？

◎ 不锈钢锅

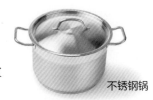

不锈钢锅

不锈钢锅吸热快，传热均匀，耐腐蚀，实用性强。煮粥时，先放适量清水，烧开，再放材料熬煮，待粥软糯熟烂，关火即可。

◎ 砂锅

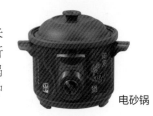

电砂锅

砂锅是煮粥的好工具。砂锅的保温效果好，能使米粒持续、均匀地受热，从而使煮出来的粥香黏软糯。所以很多人都有这样的共识：煮粥最好选用砂锅。用砂锅煮粥时，煮好后不要马上将粥盛出，盖锅盖闷15分钟左右，这样一来粥的香味更浓。

◎ 电饭煲

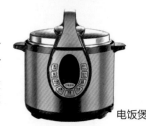

电饭煲

用带有煮粥功能的电饭煲煮粥的最大好处是省时省力。将五谷杂粮淘洗干净后，按说明添加适量水，按下开关即可，中途不用管，也不必担心扑锅。而且电饭煲有保温功能，粥煮好后一直处于保温状态，可以"想喝就喝"。

◎ 焖烧煲

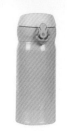

焖烧煲

焖烧煲就是把米和水放内胆烧开15分钟左右，再放入外胆中，盖好，第二天就有软软糯糯的粥了，这时候温度也适中。焖烧煲很不错，体积小、易携带，晚上将米洗净放杯中，加上开水，盖上盖，早上就能喝到软糯的粥了。

◎ 电压力锅

电压力锅

电压力锅较省时省力，但是粥量不能太多，一般为锅内容量的2/3。通常，大米粥在锅开（安全阀冒汽）后3~5分钟即可熟烂。

定时电饭煲，预约做粥，快捷好吃

现在人们的生活节奏很快，很多上班族，特别是年轻人为了不迟到，早饭只能在路上解决。想吃上一碗自家做的香粥似乎很奢侈，其实用定时电饭煲就能搞定。现在用电饭煲做粥的人越来越多。下面重点介绍一下电饭煲的用法和选购。

◎ 定时电饭煲，一招就搞定

快捷做粥的首选办法就是使用定时电饭煲。现在，大多数电饭煲都具有定时预约功能，而其市场价从二百元到千元不等，购买时应根据实际情况挑选。

◎ 定时电饭煲的选购

1.通过正规渠道选购。最好在有较高商业信誉的商场或者超市选购，网上专营店也可以。这些地方对产品的质量、售后服务均有严格的要求，出现假冒伪劣产品的可能性较小，可放心购买。

2.买符合国家安全标准的。必须带有CCC认证标志或欧盟CE认证标志等。挑选时还应检查配备的电源插头、电线等。

3.容量的选择。这个可根据家庭成员数量而定，一般的电饭煲都会给出几人份标准。建议一般家庭买4人份的即可。

◎ 用定时电饭煲煮粥的操作步骤

第一步，将五谷杂粮淘洗干净，放入电饭煲中，加适量水。

第二步，按"功能"键，选择煮粥功能。

第三步，按"预约"键，设定预约时间。比如，此刻是23点，想在第二天早7点喝粥，那么将预约时间设定为8小时即可。需注意，此处预约的时间为预约时到煮好粥时的时间差，而不是到开始煮粥的时间差。

● **你喝的粥里有增稠剂吗**

增稠剂是一种食品添加剂，加入了添加剂的粥不用熬很久就可以很黏稠。虽然国家许可使用的食品添加剂对人体无害，但还是应该尽量少用。最好的办法是自己煮粥，那些经常在外就餐的人，一定要警惕粥里是否含有增稠剂。

一般来说，添加了增稠剂的粥，粥汤透明、黏稠，但米粒稀少，也没有米香味。这样的粥喝起来滑溜溜的，口感风味与小火慢熬出来的粥相差甚远。如果在外面喝的粥里米少汤多又很黏稠，很可能是加了增稠剂的。

做好粥，喝对粥

八大细节决定煮粥成败

什么是粥？"见米不见水，非粥也；见水不见米，非粥也，必使水米柔腻为一，然后方为粥。"美食家袁枚的这句话道尽了粥的精髓。煮粥几乎每个人都会，但如何煮得好吃、香滑，可要掌握一定的技巧。米的选择、米的淘洗，以及火候的掌握等都很重要。

◎细节1：选米

要选新米，新米煮出来的粥更加软糯香浓。

1. 如何辨别新米

新鲜大米光滑圆润，富有胶质光泽，米粒背沟留皮很少。如米粒表面有纵向沟纹，则表明加工精度不高或存放时间过长。

2. 如何辨别用食用油抛光的米

首先用鼻子闻，如果是劣质米或霉变米，会闻到严重陈腐气味；再用手揉搓，米粒会沾手，严重的手上会沾油渍。

◎细节2：淘米

淘米也是煮一锅好粥的重要一环。淘米时最好用凉水淘洗；水量不可过多；不宜长时间浸泡；淘洗次数不能多，1～2次让杂质析出，然后倒掉淘米水。浸泡、淘洗过多，容易使米里的维生素流失。

◎细节3：浸泡

经过清水浸泡后的米更能充分吸收水分，使煮出来的粥更加黏稠，还能缩短煮粥时间。此外，除了米需要提前浸泡外，豆类等也需要提前浸泡。具体食材的浸泡时间本书会在相应粥品中详尽介绍。

◎细节4：搅拌

在煮粥过程中，搅拌是煮出美味粥膳的关键一步。搅拌的技巧是，米刚下锅用力搅拌几下；小火熬煮20分钟左右，慢慢地朝一个方向不断搅拌。搅拌会使米粒更饱满，粥更黏稠。

◎细节5：把控火候

煮粥对火候有要求。通常大火煮沸后转小火慢熬至粥熟，这样能够煮出食材中的营养成分，使之更易被人体吸收，同时口感也更好。

在粥烧开前，火越大越好，这样米更容易开花。但当煮沸以后，火候要减小，在小火与大火之间（保持粥开但是汤不溢出的状态）。米粒受热均匀，且有足够的力度碰撞摩擦，米粒就会慢慢糊化，汤逐渐变浓稠。这样，既能避免火太大导致米油焦化发黄，又不会因为火太小无法使粥糊化。

◎细节6：掌控时间

煮粥时间要掌握好。有些人认为粥煮得时间越长，味道越好，营养价值越高。其实不然，长时间熬煮，会让淀粉转化为糊精，虽然易于消化吸收，但也易导致血糖快速升高。但是，对于儿童及消化吸收能力差的人，煮粥的时间长一些更好。

◎细节7：点油、加盐

煲咸粥时，米洗净后最好先用少许盐、油拌过，盐会使粥易熟、绵滑，油可促进米粒软烂成粥。加盐不加油则粥偏清淡，加盐加油则甘浓香甜。

◎细节8：底料分煮

辅料和粥一般要分开煮熟，再放在一起熬煮片刻，时间以不超过5分钟为宜。这样熬出的粥清爽而不混浊，每样东西的味道都熬出来了又不串味。特别是辅料为肉类及海鲜时，更应分开煮。常见的辅料有皮蛋、瘦肉、鱼片、虾仁、蔬菜、干果等。

● 煮粥不宜加碱

煮粥时加碱能增加黏稠度和顺滑的口感，但碱是大多数维生素的天敌，尤其B族维生素在碱性环境里更容易被破坏，而谷类是人们获取B族维生素的重要来源。不仅如此，谷类中的某些抗氧化成分也容易被碱破坏。因此从营养保健的角度来说，粥里不宜加碱。

做好粥，喝对粥

煮粥好搭档

煮粥时，加入一些煮粥"好搭档"，可以让粥更香甜美味。想让粥更香，可以加点坚果，如花生、核桃、黑芝麻等；想增加粥的甜香味道，可以加点红枣、葡萄干、桂圆、莲子等。

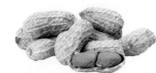

花生

热量：574千卡
归经：性平，味甘，归脾、肺经

◎ **明星营养素**
维生素E、亚油酸
◎ **养生功效**
延缓衰老、健脑益智
◎ **不宜人群**
患胆道疾病或胆囊切除者

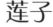

莲子

热量：350千卡
归经：性平，味甘、涩，归心、肾、脾经

◎ **明星营养素**
生物碱、淀粉
◎ **养生功效**
强心降压、滋养补虚、止遗涩精
◎ **不宜人群**
大便干燥者

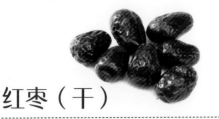

红枣（干）

热量：276千卡
归经：性温，味甘，归脾、胃、心经

◎ **明星营养素**
B族维生素、膳食纤维
◎ **养生功效**
补脾和中、益气生津、养血安神
◎ **不宜人群**
胃溃疡患者

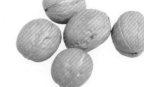

核桃

热量：646千卡
归经：性温，味甘、涩，归肾、肺、大肠经

◎ **明星营养素**
不饱和脂肪酸、维生素E
◎ **养生功效**
健脑益智、乌发养颜、缓解疲劳
◎ **不宜人群**
便溏泄泻者

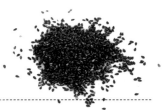

黑芝麻

热量: 559千卡

归经: 性平, 味甘, 归肝、肾、大肠经

◎ 明星营养素
维生素E、亚油酸
◎ 养生功效
补肝肾、益精血、润肠燥
◎ 不宜人群
哮喘、慢性肠炎、便溏腹泻者

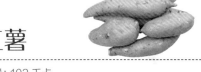

红薯

热量: 102 千卡

归经: 性平, 味甘, 归脾、胃、大肠经

◎ 明星营养素
胡萝卜素、膳食纤维
◎ 养生功效
通便排毒、防癌抗癌、减肥瘦身、益寿
养颜
◎ 不宜人群
胃溃疡患者、胃酸过多者

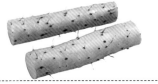

山药

热量: 57 千卡

归经: 性平、味甘, 入脾、肺、肾经

◎ 明星营养素
皂苷、黏液蛋白
◎ 养生功效
健脾补肺、固肾益精
◎ 不宜人群
感冒及大便燥结者

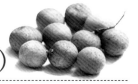

桂圆（干）

热量: 277千卡

归经: 性温, 味甘, 归心、脾、肝、肾经

◎ 明星营养素
铁、葡萄糖
◎ 养生功效
益心脾、补气血、安神
◎ 不宜人群
糖尿病及糖尿病肾病患者

注: ①1千卡＝4.184千焦; ②以上食材的热量均以100克可食部计。

掌握好水和米的比例

煮一份美味可口的粥，很重要的一点是水和米的比例。这取决于你喜欢喝稠一点的粥还是稀一点的粥，两种粥加水的量肯定是不同的。有人喜欢吃软烂些的，有人喜欢吃较有颗粒感的。所以没有一个统一标准。一般蒸米饭时水和米的比例是2:1，要是煮粥就要加水了。

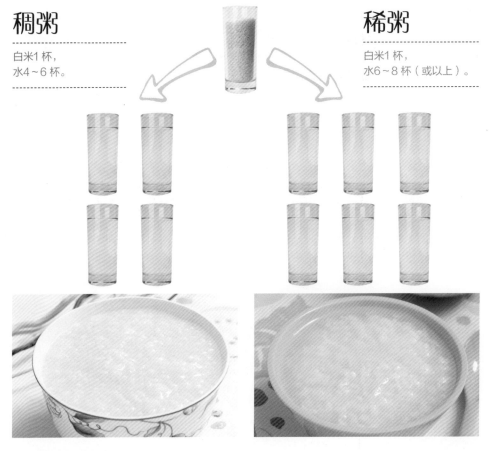

稠粥
白米1杯，
水4～6杯。

稀粥
白米1杯，
水6～8杯（或以上）。

◎婴幼儿的多倍粥

婴幼儿食用的粥跟成人有较大的区别，在不同阶段会加入不同量的水来煮粥。通常有十倍粥、七倍粥，五倍粥等。即煮粥时加入的水量是米量的10倍、7倍和5倍等。

注：①本书每道粥膳的分量适合2～4人食用。②水的单位换算：1克=1毫升。③对于高汤，因其浓度不同，重量和体积也是不同的，应根据实际情况来添加。

糖尿病患者如何健康喝粥

一般认为糖尿病患者最好不要经常喝粥，因为大米中的淀粉经熬煮后会分解，致使喝粥后血糖快速升高。但是，只要掌握好下面的技巧，糖尿病患者还是可以适当喝点五谷杂粮粥的。

◎ 糖尿病患者不能喝粥的情形

1.血糖控制不好的时候，不要喝粥。

2.最好别喝白粥。喝白粥后，血糖会快速上升。而且白粥消化速度快，血糖水平会跟着很快下降，容易感到饥饿，不利于控制血糖。

◎ 血糖控制平稳时，注意以下几点，也可以喝粥

喝粥前，吃点干的

吃进去的食物被转化成营养成分并吸收前，需要经过食道和胃。胃会把人们吃进去的食物进行研磨，让其成为食糜后进入小肠，在小肠内消化吸收，进而引起营养成分被血液载着送至全身。在营养成分入血液过程中，葡萄糖使糖尿病患者血糖升高。如果能让粥在胃内多停留一些时间，升高血糖的速度自然会减慢。所以建议在喝粥前，先吃一些固体食物，如杂粮饼、青菜，做到干稀搭配。这样可以延长粥在胃内的停留时间，进而减慢血糖升高的速度。

粥，要慢慢喝

很多糖尿病患者为了尽快把粥喝完，会转着碗一口接一口地喝，一旦粥变凉了，会迅速喝下。这样一来，粥迅速经过上消化道，变成食糜进入小肠被消化吸收，血糖随之快速升高。如果我们慢慢喝粥，单位时间内被消化吸收的粥量就会减少，血糖上升速度自然就会慢。糖尿病患者喝粥可以像喝酒似的，小口慢饮，最好边吃菜边喝粥。

熬煮白米粥时添加粗粮

白米粥是所有粥中升血糖最快的一种，如果做成杂粮杂豆粥就不一样了。推荐糖尿病患者做粥时，加入一些豆类，并配合燕麦、大麦、糙米等富含膳食纤维的食材。糖尿病患者可以吃淮山药黑米粥，淮山药有辅助平稳血糖的作用。

熬粥不要太烂、时间别太长

粥熬的时间越长，粥熬煮得越烂、越黏稠，淀粉糊化程度越高，被人体吸收后，升高餐后血糖的速度就越快。因此，糖尿病患者在煮粥时可选择不同的食材，分批次放入，不耐煮的食材最后放，避免煮得太烂，尽量保持食物颗粒的完整性。

喝粥也有禁忌

粥膳虽是滋补之物，却并非多多益善。食用粥膳要把握好度，一定要规避食用粥膳的禁忌。这样方可补益身体，达到养生的目的。

◎ 三餐不能总喝粥

适当喝粥确实对身体有益，但不可一日三餐都喝。粥属于半流食，"不顶饱"，吃完觉得饱了，但很快又饿了。如果每餐都只喝粥，长此以往，会因热量摄入不足而导致营养不良。所以三餐的主食最好是米饭、面条、馒头、包子、粥膳等变换花样吃，这样营养更全面。

◎ 不宜喝太烫的粥

常喝太烫的粥，会刺激食道，不仅损伤食道黏膜，还会引起食道发炎，造成黏膜坏死。时间长了，甚至可能会诱发食道癌。

◎ 孕妈妈不宜喝薏米粥

薏米虽然营养丰富，但并不适合孕妈妈，特别是孕早期及孕晚期的准妈妈食用。因为薏米中的薏仁油有促进子宫收缩的作用，可能导致流产，故孕妈妈应慎食。

◎ 反流性胃炎患者不宜长期、大量喝粥

粥不需经过大量咀嚼与胃部蠕动即可快速进入小肠，分解为各种营养成分，被人体吸收利用，这样就大大降低了肠胃的负担，因此，人们认为喝粥能养胃。

其实，现在的生活水平大幅提高，人吃得好，吃得细，很多食材本身已经经过了多种方式加工。如果这个时候，再吃容易消化、呈酸性的粥，会导致胃酸大量分泌，对于反流性胃炎患者来说，反而是火上浇油。

对反流性胃炎患者，不建议进食过多流质食物，应该进食半流质或固体食物。而胃酸分泌过多的消化性溃疡患者，也应当减少喝粥的频率，以免刺激胃酸过多分泌。

◎ 老幼、体质寒凉的人最好不喝冰粥

冰粥是夏天饮食的绝妙搭配，但它不适合体质寒凉、虚弱的老年人以及孩童。因为冰粥喝多了不仅会使人的汗毛孔闭塞，导致代谢废物不易排泄，还有可能影响肠胃功能。

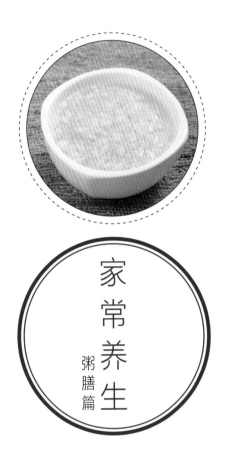

家常养生

粥膳篇

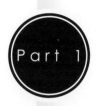

Part 1　原味五谷杂粮粥

—— 粗细搭配提高营养价值

补中益气，健脾和胃

大米

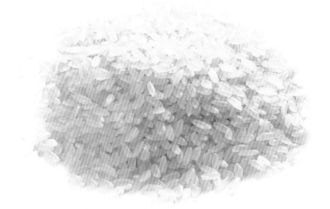

性味：性平，味甘
归经：归脾、胃经

◎ 巧妙搭更养人

大米+豆类 豆类中的赖氨酸、色氨酸可弥补谷类中氨基酸的不足，提高蛋白质的营养价值。

大米+山药 山药含黏液蛋白，可健脾益胃，与大米搭配可和五脏，助消化。

● 这样煮粥最养生

大米煮粥时不宜放碱，否则会破坏其所含的B族维生素。

人群宜忌

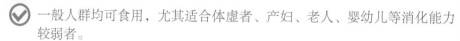

✓ 一般人群均可食用，尤其适合体虚者、产妇、老人、婴幼儿等消化能力较弱者。

✗ 糖尿病患者不宜用纯大米熬粥喝。

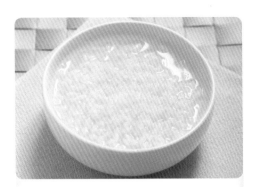

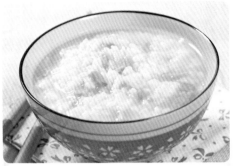

和胃健脾，清肺止渴

大米粥

◎ 材料 大米100克。

● 做法

1 大米淘洗干净，用水浸泡30分钟。

2 锅内倒入适量清水烧开，放入大米大火煮沸，再转小火熬煮30分钟到米粒开花即可。

益气健脾，开胃消食

红薯大米粥

◎ 材料 大米100克，红薯150克。

● 做法

1 红薯洗净，去皮，切小块；大米洗净，用水浸泡30分钟。

2 锅内加清水烧开，加入大米，大火煮开后转小火煮20分钟，倒入红薯块熬煮，至米粒开花，红薯熟透即可。

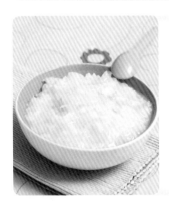

润肺止咳，养心安神

银耳大米粥

◎ 材料 大米100克，干百合、干银耳各5克。

◎ 调料 冰糖5克。

● 做法

1 大米洗净，用水浸泡30分钟；干银耳泡发，洗净，去黄蒂，撕小朵；干百合洗净，泡软。

2 锅内加适量清水烧开，加大米、百合、银耳大火煮开，转小火煮至黏稠，加冰糖煮至化开即可。

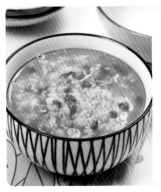

清暑解毒

薏米绿豆粥

◎ 材料 大米50克，绿豆、薏米各30克。

● 做法

1 绿豆、薏米分别洗净，浸泡4小时；大米洗净，用水浸泡30分钟。

2 锅内倒入适量清水大火烧开，加绿豆和薏米煮沸，转小火煮至六成熟时，放入大米，大火煮沸后转小火继续熬煮至米烂粥稠即可。

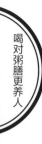
益气补脾，和胃安眠

小米

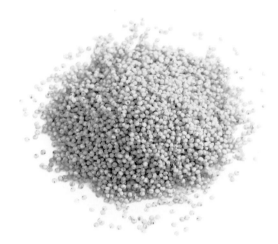

性味：性凉，味甘、咸
归经：归脾、胃、肾经

◎ 巧妙搭更养人

小米+牛奶 小米含有丰富的色氨酸，有安眠功效，与同样可安眠的牛奶搭配能镇静催眠。

小米+牡蛎 小米滋养肾气效果佳，牡蛎富含能强肾固精的锌，二者搭配能起到很好的养肾护肾作用。

● 这样煮粥最养生

小米煮粥不宜过于稀薄。避免用冷水煮小米，否则水中的氯在煮时会破坏维生素B_1。

人群宜忌

✓ 一般人群均可食用，尤其适合产妇、老年人及失眠、身体虚弱者。

✗ 脾胃虚寒者不宜多食。

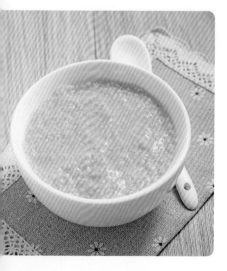

益气，和胃

小米粥

◎ 材料 小米100克。

● 做法

1 小米洗净。

2 锅内加适量清水烧开，加入小米，大火煮开后转小火，煮至小米开花即可。

养人功效 小米熬制成粥营养丰富，有"代参汤"的美称。小米中含铁、维生素、膳食纤维等，有益气和胃、健脾补虚的作用。

二米粥

◎ 材料 小米、大米各 50克。

● 做法

1 小米和大米分别洗净，大米浸泡30分钟。

2 锅内倒适量清水烧开，加大米、小米煮至米烂粥稠即可。

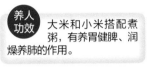

养人功效 大米和小米搭配煮粥，有养胃健脾、润燥养肺的作用。

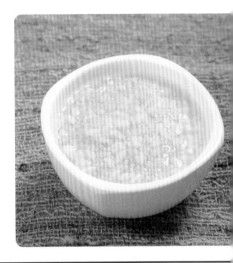

健胃除湿，助眠

山药二米粥

◎ 材料 小米、糯米各50克，山药100克，枸杞子10克。

● 做法

1 枸杞子洗净；糯米洗净，用水浸泡4小时；小米洗净；山药洗净，去皮，切丁。

2 锅内放入适量清水烧开，放小米、糯米、

山药大火煮开后转小火熬煮40分钟，加枸杞子煮10分钟即可。

养人功效 小米可滋阴养血，防治消化不良；山药有利于脾胃消化吸收。搭配糯米、枸杞子一起熬粥，可健胃除湿、和胃安眠。

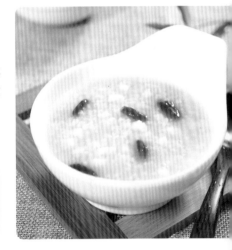

养心安眠

牛奶二米粥

◎ 材料 大米、小米各50克，牛奶200克。

◎ 调料 白糖5克。

● 做法

1 大米、小米分别淘洗干净，大米浸泡30分钟。

2 锅置火上，加适量清水煮沸，分别放入大米和

小米，先用大火煮至米涨开，转小火熬煮成粥，加牛奶，并不停搅拌，加白糖，再煮1分钟即可。

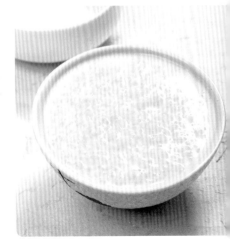

消渴止泻，滋补御寒

糯米

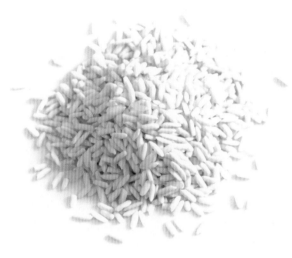

性味：性温，味甘
归经：归脾、胃、肺经

◎ 巧妙搭更养人

糯米+红豆 改善脾胃功能，消水肿。
糯米+莲子 帮助骨骼发育，益气和胃。

● 这样煮粥最养生

糯米中的淀粉大部分是支链淀粉，在加热状态下会糊化，容易消化吸收。但是，糯米粥一旦冷却，则不易消化。因此煮好后应保温，宜在热的时候吃，凉后食用口感较硬。

 人群宜忌

✓ 适宜体虚自汗、盗汗、多汗、血虚、头晕眼花的人食用；适宜肺结核、神经衰弱、病后产后之人食用。

✗ 湿热痰火偏盛的人忌食；发热、咳嗽痰黄、腹胀之人忌食；糖尿病患者不食或少食；脾胃虚弱者不宜多食；老人、小孩要慎食。

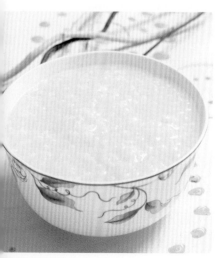

补气益胃，益肺止咳

糯米粥

◎ 材料 糯米100克。

● 做法

1 糯米洗净，用水浸泡4小时。

2 锅内加适量清水烧开，加入糯米，煮开后转小火慢煮至熟即可。

 养人功效 糯米，可补脾胃、益肺气，还可缓解气虚，对由于气虚导致的盗汗、气短、乏力等症状可起到改善作用。

补中益气，安神助眠

百合糯米粥

◎ 材料 糯米100克，鲜百合15克，红枣3枚。

◎ 调料 白糖5克。

● 做法

1 鲜百合剥开，洗净；糯米洗净，用水浸泡4小时；红枣洗净，去核。

2 锅内加适量清水烧开，加入糯米和红枣，大火煮开后转小火熬煮。

3 煮40分钟，至粥熟烂，加入百合继续煮10分钟，加白糖搅匀即可。

养人功效 百合和糯米熬粥同食有补中益气、健胃养脾、安神等功效。

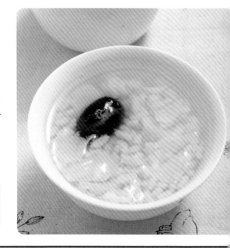

滋阴补气

银耳莲子糯米粥

◎ 材料 糯米100克，莲子30克，干银耳、枸杞子各5克，红枣6枚。

◎ 调料 冰糖10克。

● 做法

1 莲子、糯米分别洗净，用水浸泡4小时；干银耳泡发，洗净，去黄蒂，撕小朵；红枣洗净，去核；枸杞子洗净。

2 锅内加适量清水烧开，加入莲子、糯米、银耳和红枣，大火煮开转小火熬煮。

3 煮40分钟至粥黏稠，加枸杞子、冰糖煮5分钟，至冰糖化开即可。

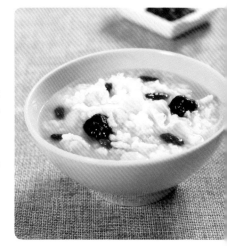

祛湿消积

高粱红糖糯米粥

◎ 材料 高粱米50克，糯米100克。

◎ 调料 红糖10克。

● 做法

1 高粱米、糯米分别洗净，用冷水浸泡3小时，捞出，沥干水分。

2 锅中加适量清水烧开，将高粱米、糯米放入，用大火煮开。

3 再用小火煮约40分钟，加入红糖，继续熬煮5分钟即可。

养人功效 高粱米可辅助治疗脾虚湿困、湿热下痢、小便不利等症，还能和胃、消积、温中。糯米可滋阴润燥。红糖可补血、润心肺、和中助脾。

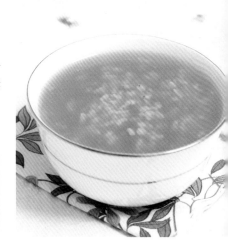

健脾补肺，清热利湿

薏米

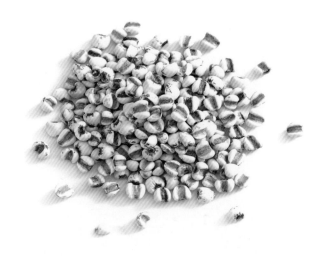

性味：性凉，味甘、淡
归经：归脾、肺、胃经

◎ 巧妙搭更养人

薏米+山药 薏米和山药同食能够补气健脾，缓解身体疲倦无力、脾胃虚弱等不适。
薏米+冬瓜 薏米和冬瓜均有除湿利尿的功效，可以帮助排出体内多余水分，夏天食用还可以消暑。

● 这样煮粥最养生

薏米粥一次不宜食用太多，否则容易促使人体排出过多水分，导致体内钠钾失衡。

人群宜忌

✓ 一般人群均可食用，尤其适合体弱的人。

✗ 薏米化湿滑利的作用有诱发流产的可能，所以孕妈妈，特别是孕早期和孕晚期应该慎食；遗精、遗尿患者也不宜多食。

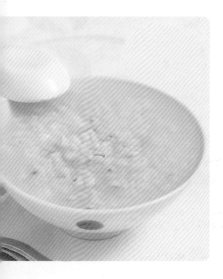

健脾利湿，清热排脓

大米薏米粥

◎ 材料 大米、薏米各50克。

● 做法

1 薏米洗净，用水浸泡4小时；大米洗净，用水浸泡30分钟。

2 锅内加适量清水烧开，加入薏米，大火煮开后转小火煮30分钟，再加入大米煮30分钟，至粥软糯即可。

养人功效 中医认为，薏米有健脾利湿、清热排脓的功效，搭配大米熬煮成粥，可用于脾虚泄泻、水肿、脚气、关节疼痛、肠痈等不适。

益心养神，健脾益肾

玉米薏米粥

◎ 材料 鲜玉米粒、薏米各50克，红豆、糯米各30克。

● 做法

1 将所有材料洗净，薏米、红豆、糯米分别浸泡4小时。

2 锅内加适量清水烧开，加入所有材料，大火煮开后转小火。

3 煮1小时，至米烂粥熟即可。

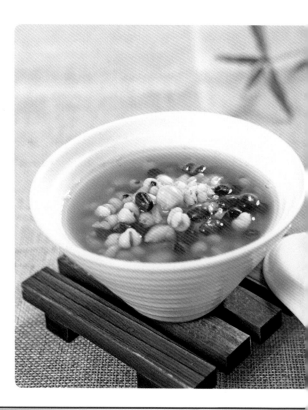

养人功效 薏米利水渗湿；黄色的玉米有补脾益心的功效；红豆清心养神，健脾益肾。搭配在一起熬粥食用，具有补心的效果。

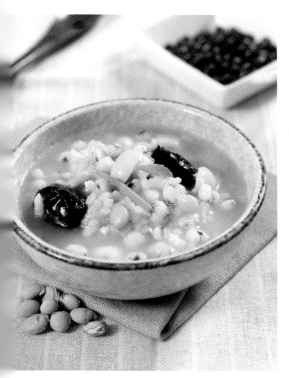

健脾和胃，养心安神

白扁豆薏米粥

◎ 材料 白扁豆、莲子各25克，薏米50克，红枣6枚，陈皮3片，大米30克。

● 做法

1 白扁豆、莲子、薏米洗净，用水浸泡4小时；大米洗净，用水浸泡30分钟；红枣洗净，去核。

2 锅内加适量清水烧开，将除陈皮外的所有材料放入，大火煮开后转小火。

3 煮50分钟后放入陈皮，继续煮10分钟，熬至粥熟即可。

养人功效 此粥健脾和胃、养心安神，对心悸失眠、暑热伤气均有辅助治疗效果，非常适合脾胃虚弱、食欲减退的人群。

调脂减肥，润肠通便

燃麦

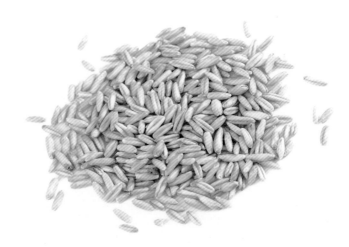

性味：性平，味甘
归经：归脾、肝经

◎ 巧妙搭更养人

 燃麦+香菇 香菇中含有丰富的维生素D和微量元素，具有抗癌的效果。燃麦中含有丰富的维生素E。二者搭配食用可以防癌、抗衰老。

燃麦+木瓜 燃麦中含有丰富的维生素E和燃麦多糖，具有美白祛斑的效果。木瓜中的木瓜酶可以提亮肤色。二者一同食用可以美白养颜。

● 这样煮粥最养生

燃麦应避免长时间高温熬煮，以防止维生素被破坏，煮的时间越长，其营养损失就越大。

人群宜忌

✓ 尤其适合高血压、糖尿病、高脂血症、动脉硬化的患者以及有盗汗、水肿、习惯性便秘的人食用。

✗ 胃胀、腹胀者不宜食用；儿童应少食。

安神助眠，养胃

燃麦双米粥

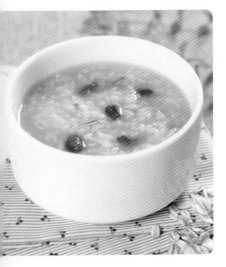

◎ 材料 燃麦、小米、糯米各30克，枸杞子5克。

● 做法

1 糯米、燃麦洗净，用水浸泡4小时；小米、枸杞子洗净。

2 锅内适量清水烧开，加入糯米、燃麦，煮开后转小火，其间要适时搅动，煮15分钟后加入小米同煮，至粥熟后加枸杞子稍煮即可。

养人功效 这款粥具有安神助眠、养胃、减肥、改善血液循环、降低胆固醇等功效。

黑芝麻麦片粥

◎ 材料 大米、黑芝麻各30克，燕麦片50克，枸杞子3克。

◎ 调料 白糖3克。

● 做法

1 大米洗净，用水浸泡30分钟；枸杞子洗净。

2 将黑芝麻在不粘锅中炒至香脆，用粉碎机打成黑芝麻粉，备用。

3 锅内加适量清水烧开，放入大米熬煮成粥，加入燕麦片、枸杞子煮5分钟，加黑芝麻粉、白糖搅匀即可。

养人功效 燕麦片的膳食纤维含量高，黑芝麻富含维生素E和维生素B$_1$，一起熬粥食用，营养丰富，还能促进人体代谢。

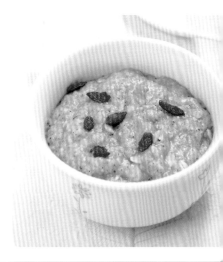

奶香麦片粥

◎ 材料 牛奶250克，燕麦片50克。

◎ 调料 白糖5克。

● 做法

1 锅内加适量清水烧开，加入燕麦片，大火煮开后转小火。

2 燕麦片煮熟后，加入牛奶搅匀，再次煮开后调入白糖搅匀即可。

养人功效 牛奶富含蛋白质和钙等营养素，加上燕麦片熬粥食用，可生津止渴、滋润肠道、清热通便、补虚健脾、镇静安神。

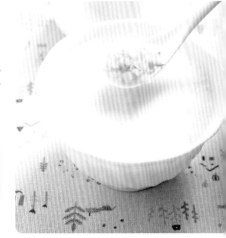

麦片南瓜大米粥

◎ 材料 大米50克，燕麦片40克，南瓜150克。

◎ 调料 冰糖5克。

● 做法

1 大米洗净，用水浸泡30分钟；南瓜去皮去瓤，洗净，切小块。

2 锅内加适量清水烧开，加大米，煮开后转小火。

3 煮20分钟，加南瓜块、燕麦片和冰糖煮10分钟。

养人功效 南瓜富含果胶，能帮助人体排出毒素；燕麦片中富含膳食纤维，能吸收人体内的胆固醇并排出体外。二者熬粥食用能有效排毒，降低胆固醇，对心脑血管病起到一定的预防作用。

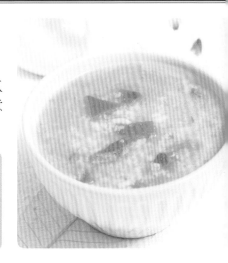

延缓衰老，降血脂

玉米

性味：性平，味甘
归经：归大肠、胃经

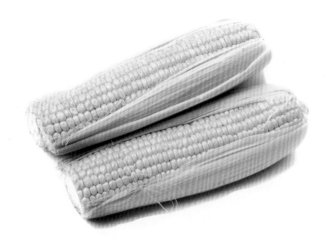

◎ 巧妙搭更养人

玉米+鸡蛋 减少胆固醇的吸收量。
玉米+松仁 预防心脏病，防癌抗癌。

● 这样煮粥最养生

用新鲜玉米煮粥时，一定不要舍弃胚尖。因为玉米胚尖含有丰富的营养物质，可促进人体新陈代谢，使皮肤光滑细嫩，延缓衰老。

 人群宜忌

 一般人均可食用，尤其适合高血压、高脂血症、糖尿病患者及老年人食用。

❌ 遗尿患者慎食。

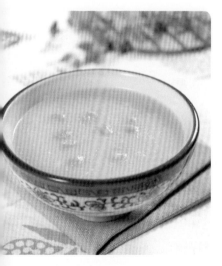

预防乳腺癌和结肠癌

红薯玉米面粥

◎ 材料 红薯150克、玉米面70克。

● 做法

1 红薯洗净，去皮，切小块。

2 锅中加适量水烧开，放入红薯块大火煮开后转小火煮20分钟。

3 玉米面中加少许清水，搅匀后放入锅中，用小火煮熟即可。

 养人功效 这道粥能让致癌物质失去活性，并阻断胃肠道中亚硝胺的产生，对抑制乳腺癌和结肠癌的发生有一定作用。

促进肠蠕动

玉米糁粥

◎ 材料 玉米糁80克，玉米面30克。

● 做法

1 玉米糁洗净后用水浸泡4小时；取适量玉米面放入小碗中，加入水搅拌成稀糊状。

2 锅内放适量清水烧开，加入玉米糁，大火煮开转小火。

3 待玉米糁煮至七成熟，加入调好的玉米面糊，大火煮开转小火，煮熟即可。

 养人功效 玉米糁颗粒大、含膳食纤维较多，需要消化系统进行研磨，所以增加了吸收的时间，做成粥就是"肠胃清道夫"。

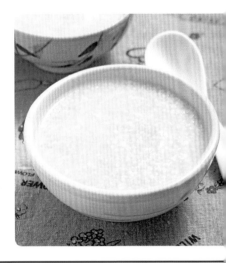

降低血液胆固醇浓度

玉米粒粥

◎ 材料 大米40克，鲜玉米粒60克，火腿、芹菜各30克。

◎ 调料 盐3克。

● 做法

1 大米洗净，用水浸泡30分钟；火腿切丁；芹菜洗净，切末。

2 锅内加适量清水烧开，加入大米，大火煮开后转小火煮40分钟，加火腿丁、鲜玉米粒同煮约10分钟，加盐调味，撒芹菜末搅匀即可。

 养人功效 这道粥含亚油酸和维生素E，可降低血液中的胆固醇浓度，并防止其在血管壁上沉积。

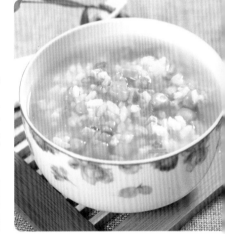

帮助消化，促进排毒

绿豆玉米粥

◎ 材料 玉米粒、绿豆各40克，糯米30克。

● 做法

1 将绿豆、玉米粒、糯米洗净，绿豆、糯米用水浸泡4小时。

2 锅内放适量清水烧开，加玉米粒、绿豆和糯米，大火煮开后转小火，熬煮40分钟即可。

 养人功效 这道粥富含膳食纤维，可帮助人体消化吸收，促进肠胃蠕动，缓解便秘，吸附肠道中的有害物质并排出。

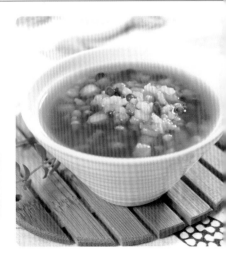

清热解毒，解暑利水

绿豆

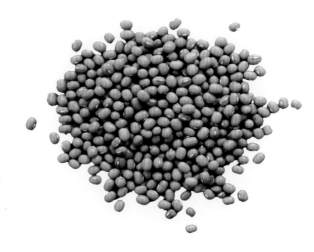

性味：性凉，味甘
归经：归心、肝、胃经

◎ 巧妙搭更养人

绿豆+百合 绿豆对葡萄球菌以及一些病毒有抑制作用，与百合搭配可消暑解毒。

绿豆+红豆 绿豆与红豆均有利水消肿的功效，搭配食用功效更强。

● 这样煮粥最养生

煮绿豆粥时最好不要用铁锅，因为绿豆皮中含有的单宁遇铁会发生化学反应，生成黑色的单宁铁，既影响味道，又不利于人体的消化吸收。

 人群宜忌

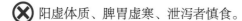

✓ 一般人群皆可食用，尤其适合高血压患者。

✗ 阳虚体质、脾胃虚寒、泄泻者慎食。

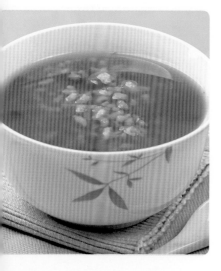

降火消暑

绿豆粥

◎ **材料** 大米60克，绿豆80克。

● **做法**

1 大米洗净，用水浸泡30分钟；绿豆洗净，用水浸泡4小时。

2 锅内加适量清水烧开，将绿豆放入锅中，大火烧开，转小火煮30分钟。

3 至绿豆酥烂时，放入大米用中火烧煮30分钟左右，煮至米粒开花、豆熟即可。

 养人功效 这道粥有清热解毒、降火消暑的功效，适合在夏天食用。

清心安神，除烦助眠

绿豆二米粥

◎ 材料 小米50克，绿豆、大米各30克。

● 做法

1 将绿豆洗净，浸泡4小时；小米洗净；大米洗净，浸泡30分钟。

2 锅内加适量清水烧开，加入所有食材，大火煮开后转小火。

3 煮1小时至米烂豆软即可。

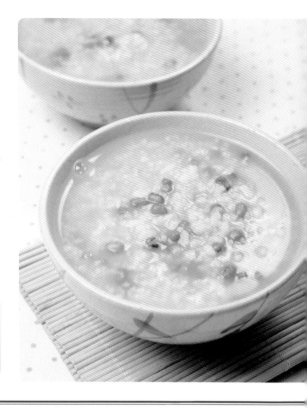

> **养人功效** 小米可养心、安神、助眠，适合失眠或睡眠质量不佳者食用；绿豆可清热降火、清心除烦，适合肝火过旺、睡眠不佳者食用。二者和大米搭配做粥，具有清心安神、除烦助眠等功效。

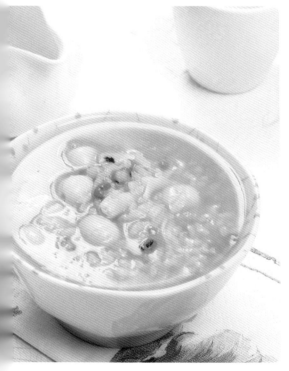

润肺止咳，滋阴润燥

百合莲子绿豆粥

◎ 材料 大米60克，干百合10克，绿豆50克，莲子25克。

◎ 调料 冰糖5克。

● 做法

1 大米洗净，用水浸泡30分钟；干百合洗净，泡软；绿豆、莲子洗净后用水浸泡4小时。

2 锅内加适量清水烧开，加入大米、莲子、绿豆煮开后转小火。

3 煮50分钟后，加入百合、冰糖煮5分钟，至冰糖化开即可。

> **养人功效** 这款粥品可润肺止咳、清心安神，还有滋阴、延缓衰老的功效。

Part 1

原味五谷杂粮粥——粗细搭配提高营养价值

健脾利湿，散瘀血

红豆

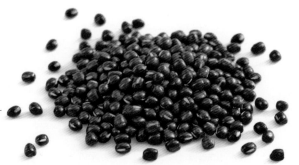

性味：性平，味甘
归经：归脾、大肠、小肠经

◎ 巧妙搭更养人

红豆+冬瓜 红豆中含有丰富的皂苷，有良好的利尿作用，与冬瓜搭配可以利便消肿。

红豆+红枣 红豆富含叶酸、蛋白质，与红枣搭配适合产妇食用，可催乳补血。

● 这样煮粥最养生

红豆含有胀气因子，肠胃较弱的人可以在煮红豆粥时加点盐，有助于减少胀气。

 人群宜忌

 适宜水肿、肾炎患者以及产妇食用。

尿频的人不宜食用。

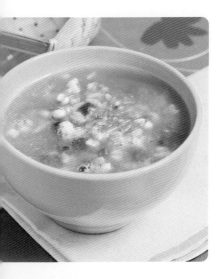

美白祛斑，益肝补血

薏米麦片红豆粥

◎ 材料 薏米、燕麦片各30克，红豆50克，大米20克。

◎ 调料 冰糖5克。

● 做法

1 薏米、红豆洗净后用水浸泡4小时；大米洗净，用水浸泡30分钟。

2 锅内加适量清水烧开，加入薏米、红豆、大米，大火煮开后转小火，熬煮50分钟至粥将熟时，放入燕麦片煮10分钟，加入冰糖煮5分钟，至冰糖化开即可。

 养人功效 薏米有美白祛斑的作用；燕麦片有益肝和胃的作用；红豆有补充气血的作用。三者搭配煮粥，具有美白祛斑、益肝补血的功效。

莲子花生红豆粥

◎ 材料 大米、红豆各50克，莲子、花生仁各30克。

◎ 调料 红糖5克。

● 做法

1 红豆、莲子洗净，浸泡4小时；大米洗净，浸泡30分钟；花生仁洗净。

2 锅内加适量清水烧开，加入红豆、大米、花生仁和莲子，大火煮开后转小火煮至粥黏稠，加入红糖拌匀即可。

 养人功效 花生和红豆含丰富的铁质和优质蛋白质，是合成血红蛋白的重要原料；莲子有补脾去火之功效。三者搭配煮粥有预防贫血的功效。

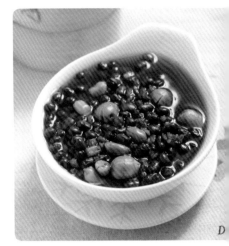

黑米红豆粥

◎ 材料 红豆50克，黑米60克。

◎ 调料 红糖5克。

● 做法

1 将红豆和黑米洗净，用水浸泡4小时。

2 锅内加入适量水烧开，加入黑米、红豆，大火煮开后转小火。

3 煮1小时后，加入红糖搅匀即可。

 养人功效 黑米有滋阴补肾、补中益气、活血化瘀等功效；红豆可健脾益胃、通气除烦、益气补血。两者共同煮粥不仅口味清甜软糯，还具有活血补气的功效。

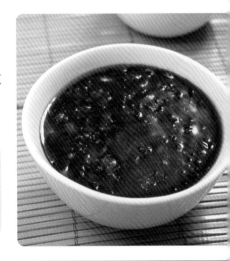

桂花百合红豆粥

◎ 材料 糯米、红豆各50克，干百合10克，干桂花3克。

◎ 调料 冰糖5克。

● 做法

1 红豆、糯米洗净，浸泡4小时；干百合、干桂花洗净，泡软。

2 锅内加适量清水烧开，加入红豆、糯米煮开后转小火煮1小时后，加入百合继续煮10分钟，待粥黏稠，加入冰糖，煮5分钟至其化开，撒桂花即可。

 养人功效 这款粥可以补血益气、健肾润肝、利尿消肿，还有健脾止泻、养心安神的功效。

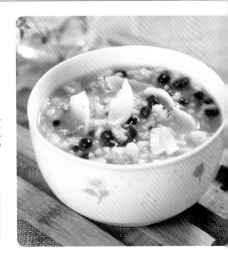

41

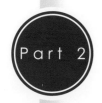

Part 2

清新菜粥

—— 维生素、膳食纤维等抗氧化作用佳

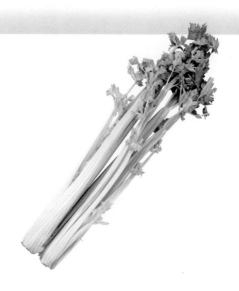

清热利湿，止咳祛痰

芹菜

性味：性凉，味辛、甘
归经：归肝、胃、膀胱经

◎ 巧妙搭更养人

芹菜+花生 芹菜中的膳食纤维能够促进胆固醇排出，花生中的烟酸能减低甘油三酯的水平，搭配食用能降低低密度脂蛋白，有效调节血压和血脂。

芹菜+橄榄油 芹菜含有类胡萝卜素，橄榄油含有维生素E及不饱和脂肪酸，搭配同食，具有明目护眼、抗癌的作用。

● 这样煮粥最养生

一般吃芹菜，多只食用茎部、叶柄，其实芹菜叶中的维生素和矿物质含量比茎柄还要丰富，既可以搭配谷物做粥，也可以加点盐、香油凉拌。

人群宜忌

✓ 糖尿病、高血压、贫血患者，肝火过旺者宜食。

✗ 脾胃虚寒、肠滑不固者忌食。

芹菜粥

◎ 材料 大米100克，芹菜50克。

◎ 调料 盐3克，橄榄油适量。

● 做法

1 芹菜洗净后切段；大米洗净，用水浸泡30分钟。

2 锅内加适量清水烧开，加入芹菜段，煮20分钟，取芹菜汁。

3 锅内加入大米、芹菜汁和适量清水，大火煮开后转小火。

4 煮30分钟后，加盐调味，滴上橄榄油即可。

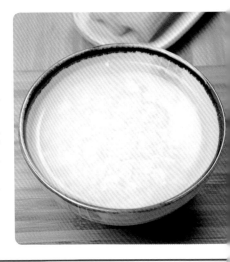

芹菜小米粥

◎ 材料 小米60克，芹菜50克。

● 做法

1 芹菜洗净，切粗粒；小米洗净。

2 锅内加适量清水烧开，加入小米，大火煮开后转小火。

3 煮20分钟，加入芹菜粒继续煮15分钟即可。

 养人功效 芹菜有镇静安神、平肝降压、利尿消肿、降脂等作用；小米滋养功效突出，可宁心安神、帮助消化。二者搭配做粥具有低热量、高纤维的特点，可平肝降压、健脾益胃、安神养心，尤其适合高血压、动脉硬化人群食用。

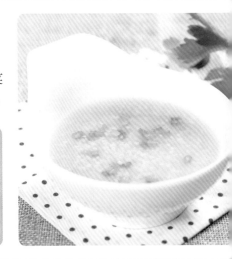

胡萝卜芹菜粥

◎ 材料 大米100克，胡萝卜60克，芹菜叶20克。

◎ 调料 盐适量。

● 做法

1 大米淘洗干净，在水中浸泡30分钟；芹菜叶洗净，切碎；胡萝卜削皮，洗净，切小丁。

2 锅内放适量清水烧开，放入大米煮沸，转小火熬粥。

3 将胡萝卜丁放入粥内同煮，待其熟软后加盐调味，关火盛出，再加入洗净、切碎的芹菜叶即可。

 养人功效 这款粥含有 β-胡萝卜素，能帮助预防花粉过敏症、过敏性皮炎等。

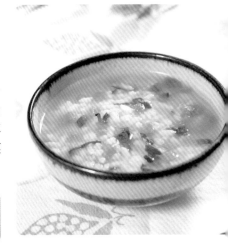

润燥滑肠，清热除烦

菠菜

性味：性平，味甘
归经：归大肠、胃、肝经

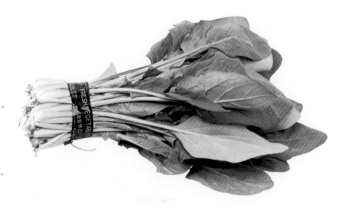

◎ 巧妙搭更养人

菠菜+海米 补肾壮阳，养血润燥。
菠菜+鸡蛋 菠菜中的叶酸可以提高鸡蛋中维生素B_{12}的吸收率。

● 这样煮粥最养生

菠菜富含草酸，会影响钙的吸收，所以用菠菜煮粥时，宜先焯透以减少草酸的含量。

人群宜忌

✅ 适合高血压、糖尿病、痔疮、便血、贫血、夜盲症患者及皮肤粗糙者食用。

❌ 肾炎、肾结石患者不宜食用。

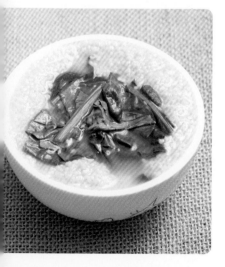

养肝明目

小米菠菜粥

◎ 材料 枸杞子5克，菠菜50克，小米100克，鸡蛋1个。
◎ 调料 盐、香油各3克。

● 做法

1 小米洗净；枸杞子洗净后泡软；菠菜洗净，焯水后切段；鸡蛋打散。

2 锅内加入适量清水烧开，加入大米，大火煮开后改小火。

3 煮30分钟，至米粥黏稠，加入菠菜段、枸杞子继续煮5分钟。

4 加入鸡蛋液搅匀，加盐调味，继续煮至开，淋上香油，搅匀即可。

活血化瘀，解毒消肿

油菜

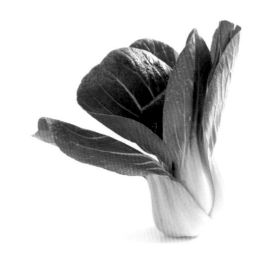

性味：性平，味甘、辛
归经：归肝、脾、肺经

◎ 巧妙搭更养人

油菜+香菇 促进肠道代谢，促进排毒，减少脂肪堆积。
油菜+虾仁 促进人体对虾仁中钙质的利用，提高营养价值。

● 这样煮粥最养生

油菜叶子的部分比较柔软，煮粥时宜最后放入，这样能避免烹调过程中营养成分流失过多。

人群宜忌

✓ 特别适合患口腔溃疡、口角湿白、牙龈出血、牙齿松动、瘀血腹痛、癌症患者食用。

✗ 小儿麻疹后期和痧痘、疔疮等患者忌食。

适合血瘀体质

油菜大米粥

◎ 材料 大米100克，油菜50克。

◎ 调料 盐3克，香油少许。

● 做法

1 油菜洗净，切碎；大米洗净，用水浸泡30分钟。

2 锅内加适量清水烧开，加入大米，大火煮开后转小火。

3 煮30分钟后，加入油菜碎煮5分钟，用香油、盐调味即可。

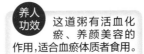
养人功效 这道粥有活血化瘀、养颜美容的作用，适合血瘀体质者食用。

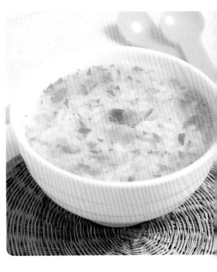

健脾抗衰，预防肿瘤

胡萝卜

性味：性平，味甘
归经：归脾、肝、肺经

◎ 巧妙搭更养人

胡萝卜+香菇 保护眼睛，抗老化。
胡萝卜+猪蹄 有助于人体更好地吸收胶原蛋白，有抗衰老、抗氧化的功效。

● 这样煮粥最养生

煮胡萝卜粥时，可以加点油，如怕影响口味，可以和富含油脂的菜肴搭配食用，有利于β-胡萝卜素被摄入。

人群宜忌

 一般人均可食用，尤其适合夜盲症、干眼症、冠心病、高血压患者及皮肤粗糙者食用。
✗ 皮肤黄染者慎食。

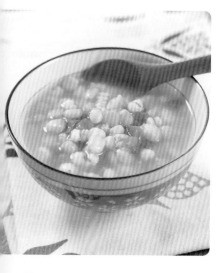

补肝明目，消食化滞

玉米胡萝卜粥

◎ 材料 鲜玉米粒50克，胡萝卜60克，大米100克。
● 做法
1 大米洗净，用水浸泡30分钟；胡萝卜去皮，切丁；玉米粒洗净备用。
2 锅内加适量清水烧开，加入大米，大火煮开后转小火煮30分钟后，加入胡萝卜丁和玉米粒一同煮熟即可。

养人功效 玉米能帮助肠壁血管扩张，增加肠壁蠕动，加速排毒；胡萝卜有健脾和胃、补肝明目、清热解毒、壮阳补肾等功效，还含有膳食纤维，可加强肠道的蠕动，从而利膈宽肠通便。二者搭配煮粥，有消食化滞，健脾止痢的作用。

滋养肠胃，滋润肌肤

五彩素营养粥

◎ 材料 大米100克，胡萝卜、鲜玉米粒、油菜各40克，鲜香菇1朵。

◎ 调料 盐3克。

● 做法

1 油菜洗净后切碎；胡萝卜洗净后切丁；鲜玉米粒洗净；大米洗净，浸泡30分钟；鲜香菇洗净，切碎。

2 锅内加适量清水烧开，加入大米、鲜香菇碎，大火煮开后转小火。

3 煮20分钟后，放入鲜玉米粒、胡萝卜丁继续熬煮。

4 煮10分钟后，加入油菜碎和盐，搅匀，熬煮5分钟即可。

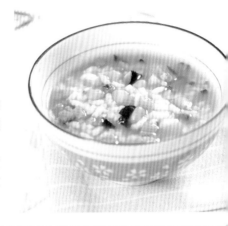

保护眼睛健康

胡萝卜粥

◎ 材料 胡萝卜、大米各100克。

◎ 调料 姜末5克，盐3克，胡椒粉1克，香菜末10克。

● 做法

1 大米、陈皮分别洗净；胡萝卜洗净，去皮，切丝。

2 锅置大火上，加适量清水煮沸，放入大米烧开，转小火煮20分钟，加入姜末、胡萝卜丝继续熬煮至粥黏稠，加入盐和胡椒粉调味，撒上香菜末即可。

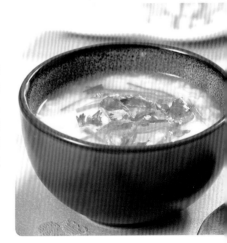

通便排毒，防治便秘

什锦糙米粥

◎ 材料 糙米100克，口蘑、菜花、胡萝卜、西蓝花各50克。

◎ 调料 葱段5克，盐3克。

● 做法

1 糙米洗净后用水浸泡4小时；口蘑洗净，切块；胡萝卜洗净，切丁；西蓝花洗净，切小朵；菜花洗净，切小朵。

2 锅内加清水烧开，加糙米煮开后转小火，煮40分钟后，加口蘑块、胡萝卜丁、西蓝花和菜花煮熟，加盐、葱段即可。

 养人功效 这道粥富含膳食纤维，可促进肠道蠕动，有通便防癌、改善便秘的功效。

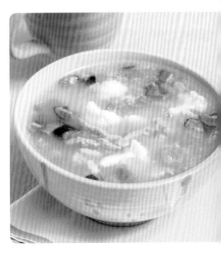

健胃助消化，减肥降压

南瓜

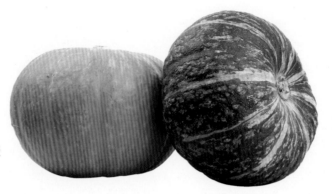

性味：性温，味甘
归经：归脾、胃、肺经

◎ 巧妙搭更养人

南瓜+虾 美肤，明目，消除疲劳。

● 这样煮粥最养生

用到南瓜时，要把其当成主食的一部分，也就是说进食南瓜的同时应适当减少主食量。如果挑选的是切开的南瓜，最好选择果肉颜色呈深黄色、肉厚、切口新鲜的。

 人群宜忌

✓ 南瓜对防治糖尿病、高血压都有帮助，也是肥胖者的理想减肥食品；南瓜是很好的暖胃食品，体寒者可以多食。

✗ 胃热炽盛、气滞中满、湿热气滞、黄染、气滞湿阻者忌食。

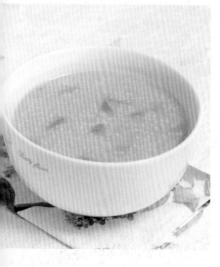

保护胃肠黏膜

南瓜小米粥

◎ 材料 南瓜、小米各100克。

● 做法

1 南瓜去皮去瓤，洗净，切小块；小米洗净。

2 锅内加适量清水烧开，加入南瓜块、小米，煮开后转小火。

3 煮30分钟至黏稠即可。

 养人功效 南瓜含有丰富的果胶，可以保护胃肠黏膜，使其免受粗糙食品刺激，促进溃疡愈合，适宜于消化溃疡患者。

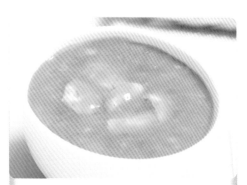

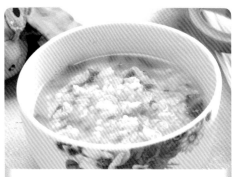

补脾养胃

百合南瓜粥

◎ 材料 南瓜250克，糯米粉100克，鲜百合20克。

● 做法

1 鲜百合剥开，洗净；南瓜去皮去瓤，洗净，切小块。

2 锅内加清水烧开，加糯米粉、南瓜块煮至黏稠，加鲜百合稍煮即可。

增强体质

南瓜牛奶大米粥

◎ 材料 大米、南瓜各100克，牛奶80克。

● 做法

1 大米洗净，浸泡30分钟；南瓜去皮去瓤，洗净，切块，蒸熟，碾成泥。

2 锅内放入大米和清水煮成烂粥，加入南瓜泥拌匀，再放入牛奶搅匀即可。

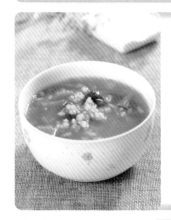

益气补脾，强健筋骨

板栗荞麦南瓜粥

◎ 材料 荞麦50克，南瓜100克，大米、板栗肉各40克。

● 做法

1 南瓜去皮去瓤，洗净，切小块；荞麦洗净，浸泡4小时；大米洗净，浸泡30分钟；板栗肉洗净，掰小块。

2 锅内加适量清水烧开，加入荞麦、大米、板栗肉，大火煮开后转小火煮40分钟，加南瓜块煮至米烂粥熟即可。

帮助胆固醇排出体外

麦片南瓜粥

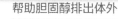

◎ 材料 燕麦片30克，大米50克，南瓜100克。

● 做法

1 南瓜去皮去瓤，洗净，切小块；大米洗净，用水浸泡30分钟。

2 锅内加适量清水，加入大米，大火煮开后转小火，煮20分钟后，加入南瓜块，小火煮10分钟，再加入燕麦片，继续用小火煮5分钟即可。

清新菜粥——维生素、膳食纤维等抗氧化作用佳

清热生津，凉血散瘀

莲藕

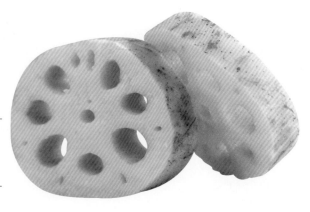

性味：生食性寒，熟食性平，味甘
归经：归心、脾、胃经

◎ 巧妙搭更养人

莲藕+猪肉 健胃壮体。
莲藕+百合 润肺，止咳，安神。

● 这样煮粥最养生

长时间炖煮莲藕，最好选用陶瓷或不锈钢的器皿，避免用铁锅、铝锅，也尽量别用
铁刀切莲藕，以减少氧化。

 人群宜忌

✓ 一般人均可食用，尤其适宜高血压、肝病、缺铁性贫血患者和营养不良者。

✕ 生藕性偏寒，脾虚胃寒者、易腹泻者不宜生吃莲藕，可以吃熟藕。

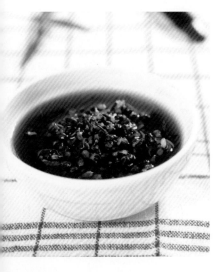

补血补虚，润肤养颜

藕香黑米粥

◎ 材料 黑米、紫米各40克，
莲藕80克。

◎ 调料 冰糖5克。

● 做法

1 将黑米和紫米洗净，用水
浸泡4小时；莲藕去皮，
洗净，加适量饮用水用料理
机打成汁。

2 锅内加莲藕汁和少量清水
烧开，加入黑米和紫米，

大火煮开转小火，煮
1小时后加入冰糖煮
至冰糖化开即可。

 养人功效

黑米具有清除自由基、抗氧化等功能；莲藕能强健胃黏膜；紫米具有养肝、养颜、润肤等功效。三样煮粥食用可调节内循环，平衡免疫力，润肤养颜。

甜藕粥

◎ 材料 莲藕100克，糯米80克。

◎ 调料 冰糖5克。

● 做法

1 将莲藕去皮，洗净，切小块；糯米洗净后用水浸泡4小时。

2 锅内加适量清水烧开，加糯米、莲藕块，大火煮开后转小火煮40分钟，加冰糖煮5分钟，至冰糖化开即可。

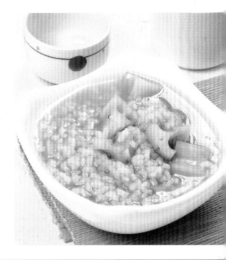

花生百合莲藕粥

◎ 材料 鲜百合50克，花生仁30克，莲藕、大米各100克。

◎ 调料 冰糖适量。

● 做法

1 鲜百合剥开，洗净；莲藕去皮，洗净后切丁；大米洗净，用水浸泡30分钟；花生仁洗净。

2 锅内加适量清水，加入大米和花生仁，大火煮开转小火煮20分钟，加莲藕丁继续煮15分钟，加百合、冰糖再煮5分钟即可。

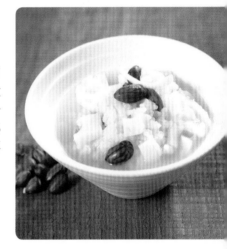

莲子香藕二米粥

◎ 材料 莲藕100克，紫米、糯米各50克，莲子25克。

◎ 调料 冰糖5克。

● 做法

1 莲子、紫米、糯米洗净，浸泡2小时；莲藕去皮，洗净，切丁。

2 锅内加适量清水烧开，加入莲子、紫米、糯米，大火煮开转小火煮30分钟，加入莲藕丁煮20分钟，加入冰糖煮5分钟，至冰糖化开即可。

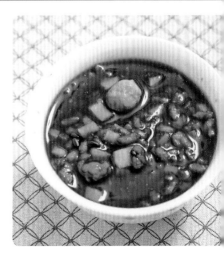

补脾养胃，生津益肺

山药

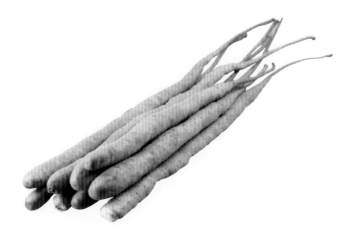

性味：性平，味甘
归经：归肺、脾、肾经

◎ 巧妙搭更养人

山药+鸭肉 有滋五脏之阴、清虚劳之热等作用。

山药+红枣 山药能健脾胃、补肾气，红枣可补血，搭配食用可辅治脾胃虚弱、肾气亏损等症状。

● 这样煮粥最养生

煮粥时，山药熬煮的时间最好不要过长，久煮容易使山药中所含的淀粉酶遭到破坏，降低其健脾、助消化的功效。

 人群宜忌

 腹泻、病后虚弱及慢性肾炎患者可多食。

✗ 感冒患者；大便燥结者。

养胃健脾，防便秘

山药二米粥

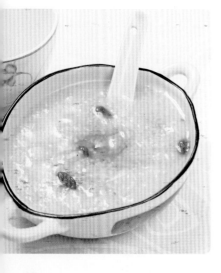

◎ 材料 山药100克，小米50克，大米30克。

◎ 调料 蜂蜜适量。

● 做法

1 山药去皮，洗净，切小丁；小米洗净；大米洗净，用水浸泡30分钟。

2 锅内加适量清水烧开，加入小米和大米，大火煮开后转小火，煮30分钟至粥黏稠，放入山药丁，煮10分钟至粥熟，凉温加蜂蜜调味即可。

 养人功效 山药含有淀粉酶等物质，有利于消化吸收，还可以促进肠蠕动，可帮助防治便秘，促使人体中的脂肪和杂物排出，与小米、大米煮粥食用，可养胃护胃。

黄芪山药薏米粥

◎ 材料 薏米、大米各50克，山药100克，黄芪5克。

● 做法

1 薏米洗净，用水浸泡4小时；大米洗净，用水浸泡30分钟；山药洗净，去皮，切丁；黄芪洗净，放沸水锅中煎煮，去渣取汁。

2 锅内加黄芪汁和适量清水烧开，加入薏米、大米，大火煮开后转小火，熬煮30分钟，加入山药丁，转小火熬煮至米烂粥稠即可。

注：黄芪每天的养生剂量为5~15克；阴虚、痰湿、气郁体质者不宜服用。

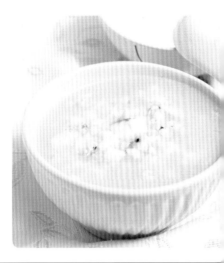

固肾健脾，滋养身体

黑芝麻山药粥

◎ 材料 大米、山药各100克，黑芝麻10克。

◎ 调料 冰糖5克。

● 做法

1 大米洗净，用水浸泡30分钟；山药洗净，去皮，切小块。

2 锅内加适量清水烧开，加入大米和黑芝麻，煮开后转小火。

3 煮25分钟，加山药块煮10分钟，放冰糖煮至冰糖化开即可。

 养人功效 山药可健脾、补肺、固肾、降血脂、调理肠胃；黑芝麻可益肝、补肾、养血、润燥、乌发。二者熬粥，有固肾健脾、滋养身体的功效。

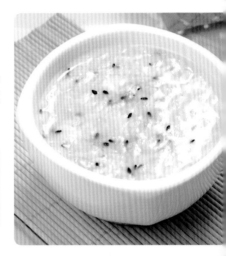

健脾益胃，润肺止咳

山药枸杞糯米粥

◎ 材料 糯米80克，山药100克，枸杞子10克。

◎ 调料 白糖5克。

● 做法

1 糯米洗净，用水浸泡4小时；山药洗净，去皮，切小丁，枸杞子洗净。

2 锅内加适量清水烧开，放入糯米、枸杞子，煮开后转小火。

3 煮40分钟，至八成熟，加入山药丁熬煮至熟，加白糖调味即可。

 养人功效 山药可健脾益胃、益肺止咳；糯米可补脾胃、益肺气。二者搭配食用，健脾益肺的功效更佳，很适合痰湿体质者食用。

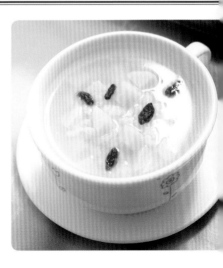

调节新陈代谢，降压降脂

香菇

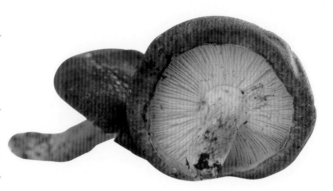

性味： 性平，味甘
归经： 归脾、胃、肝经

◎ **巧妙搭更养人**

香菇+黑豆 黑豆能补血明目、补虚乌发，与香菇搭配食用，可滋肝益肾、补血明目。
香菇+薏米 薏米是健脾利湿、清热的佳品，搭配香菇食用，可以健脾益肾，还可协同抗癌。

● **这样煮粥最养生**

煮粥如选用干香菇，最好先用温水将干香菇适度泡发，才能将其中所含的鲜味物质析出来，但不可浸泡过久，以免香菇的鲜味物质流失。

人群宜忌

- ✓ 香菇尤其适合身体虚弱、久病气虚、食欲缺乏的人。
- ✗ 香菇中嘌呤含量高，痛风患者不宜食用。

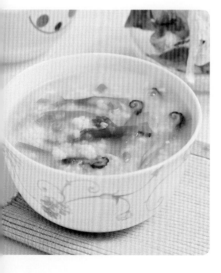

抗辐射，排毒

香菇脆笋粥

◎ **材料** 大米100克，芦笋50克，干香菇20克。
◎ **调料** 葱末、蒜末各5克，盐3克。
● **做法**

1 大米洗净，用水浸泡30分钟；干香菇泡发，洗净，切丝；芦笋洗净，切段。

2 锅内加适量清水烧开，加入大米、香菇丝，大火煮开后转小火熬煮。

3 另起一锅置火上，放油烧热，倒入葱末、蒜末爆香，加入芦笋段，炒至入味。

4 将芦笋段加入稠粥中，熬煮片刻，加盐调味即可。

糙米枸杞香菇咸粥

◎ 材料 糙米、大米各50克，鲜香菇2朵，枸杞子5克。

◎ 调料 盐3克。

● 做法

1 糙米洗净，浸泡2小时；大米洗净，浸泡30分钟；鲜香菇洗净，去蒂，切片；枸杞子洗净。

2 锅内加适量清水烧开，加入大米、糙米大火煮开，加香菇片煮开，转小火煮40分钟至糙米软烂，放入枸杞子，煮5分钟，放盐调味即可。

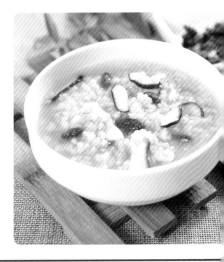

强筋骨，延缓衰老

口蘑香菇鸡肉粥

◎ 材料 口蘑、鲜香菇各40克，鸡肉馅20克，大米80克。

◎ 调料 酱油、葱末各5克，料酒15克，盐3克。

● 做法

1 大米洗净，浸泡30分钟；口蘑、鲜香菇去蒂洗净，切片；鸡肉馅加料酒、酱油，入热油锅中炒熟。

2 锅内加适量清水烧开，加入大米，煮开后，转小火煮成粥。

3 粥锅中加口蘑、香菇片及盐，煮约10分钟，下鸡肉馅，搅匀，撒葱末即可。

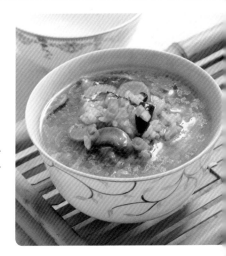

减肥瘦身

荞麦香菇粥

◎ 材料 大米、荞麦各50克，鲜香菇3朵。

● 做法

1 鲜香菇洗净，切成丝；大米洗净，用水浸泡30分钟；荞麦洗净后用水浸泡4小时。

2 锅内加适量清水烧开，加入大米和荞麦，大火煮开，转小火煮30分钟，放入香菇丝，再次煮开后继续煮10分钟后即可。

养人功效 这款粥富含膳食纤维以及钾等矿物质，有助于新陈代谢，减肥瘦身时，可常喝此粥。

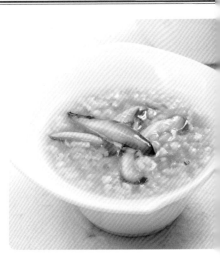

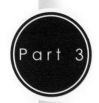

Part 3

咸香肉蛋粥

—— 蛋白质和脂肪滋补强身

增强体力，滋阴润燥

猪肉

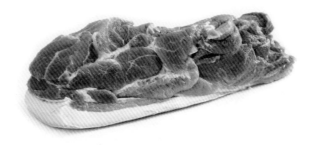

性味：性平，味甘、咸
归经：归脾、胃、肾经

◎ 巧妙搭更养人

猪肉+黑豆 黑豆可祛风除热、调中下气，与猪肉搭配煮粥，有补肾、利尿、健脾等作用。

猪肉+枸杞 二者炖食可滋补肝肾、益精明目、安神，适合视力减退、神经衰弱等患者。

● 这样煮粥最养生

猪肉熬粥前最好先焯煮，因为猪肉经焯煮后，脂肪可减少30%~50%，胆固醇含量也大大降低。

人群宜忌

✓ 适宜产后缺乳的女性及生长发育中的儿童、青少年食用。

✗ 肥胖者、心血管疾病患者不宜多食，特别是肥肉。

养肝明目，健脾和胃

肉末胡萝卜二米粥

◎ 材料 大米、小米各40克，胡萝卜30克，肉末50克。

◎ 调料 盐2克。

● 做法

1 大米洗净，用水浸泡30分钟；小米洗净；胡萝卜洗净，切小粒；肉末用盐腌渍。

2 锅内加适量清水烧开，放大米、小米大火煮开，转小火。

3 另起一锅，锅内倒油烧热，加入肉末、胡萝卜粒炒一下。

4 将粥煮20分钟后，加入炒好的胡萝卜粒和肉末一同煮10分钟即可。

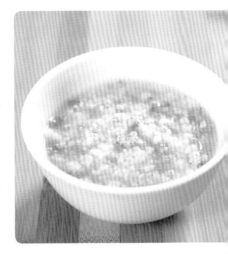

补血，促消化

菠菜瘦肉粥

◎ 材料 大米100克，猪瘦肉50克，菠菜30克。

◎ 调料 盐3克。

● 做法

1 大米洗净，用水浸泡30分钟；菠菜洗净，焯水后切段；猪瘦肉洗净，切小丁，焯水，捞出。

2 锅内加适量清水烧开，加入大米，大火煮开后转小火。

3 煮20分钟，放入肉丁，继续煮10分钟，加入盐、菠菜段搅匀，煮5分钟即可。

 养人功效 菠菜含有铁质，猪肉有补血润肤的作用，搭配做粥，对缺铁性贫血有较好的辅助治疗作用。

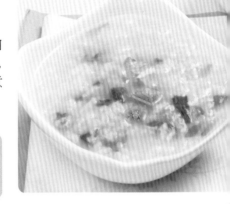

保护血管

猪肉香菇玉米粥

◎ 材料 大米100克，猪瘦肉50克，鲜玉米粒、鲜香菇各30克。

◎ 调料 盐、淀粉各3克。

● 做法

1 猪瘦肉洗净，切丁，用淀粉拌匀，焯水后捞出；香菇洗净，切丁；鲜玉米粒洗净；大米洗净，浸泡30分钟。

2 锅内加适量清水烧开，放大米大火煮开，转小火煮15分钟，转大火加香菇丁、鲜玉米粒和瘦肉丁煮开，转小火煮20分钟，加盐搅匀即可。

 养人功效 香菇可以提高人体免疫力；玉米能降血脂并有效防止血管硬化，搭配大米做粥，效果加倍。

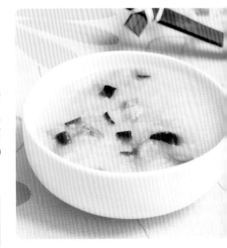

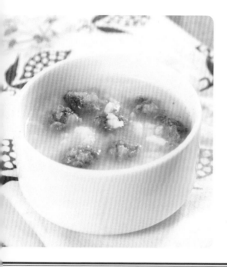

增强体质

西蓝花肉丸粥

◎ 材料 大米100克，西蓝花80克，猪肉馅50克。

◎ 调料 葱末、姜末、香油、淀粉、盐各3克。

● 做法

1 大米洗净，浸泡30分钟；西蓝花洗净，掰成小朵，焯水捞出。

2 猪肉馅加葱末、姜末、淀粉、盐和香油调味腌渍，用筷子朝着一个方向搅上劲，挤成肉丸，煮熟，捞出备用。

3 锅内加适量清水烧开，加入大米大火煮开，转小火熬煮20分钟，加肉丸、西蓝花煮10分钟，加盐调味即可。

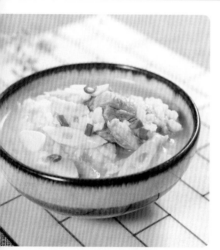

助消化，增强体力

春笋排骨粥

◎ 材料 排骨200克，春笋、大米各100克。

◎ 调料 葱末、蒜片各5克，盐3克。

● 做法

1 大米洗净，用水浸泡30分钟；春笋洗净，切片；排骨洗净，焯水。

2 锅内放适量水，煮开后放入排骨，加适量盐，小火炖40分钟。

3 放春笋和大米，大火煮开后转小火煮30分钟，放入葱末、蒜片调味即可。

 养人功效 春笋具有高蛋白、低脂肪、多膳食纤维的特点，与排骨熬粥食用，可助消化、增强体力。

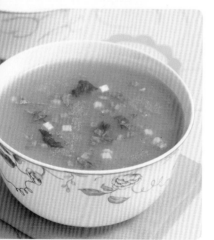

补血强身，美白润肤

番茄猪骨粥

◎ 材料 猪骨块200克，大米、番茄各100克。

◎ 调料 香菜末、葱末各10克，盐3克，胡椒粉适量。

● 做法

1 大米洗净，用水浸泡30分钟；番茄洗净，切片；猪骨块洗净，焯去血沫，备用。

2 锅内加适量清水烧开，加入猪骨块，大火煮开后转小火。

3 待骨头煮成浓汤，去骨，加大米煮20分钟。

4 加番茄片煮10分钟，加盐、香菜末、葱末和胡椒粉调味即可。

预防缺铁性贫血

菠菜猪肝粥

◎ 材料 猪肝、菠菜各50克，大米100克。

◎ 调料 盐3克。

● 做法

 猪肝洗净切片，焯水；菠菜洗净，切段，焯水；大米洗净，浸泡30分钟。

 锅内加适量清水烧开，加大米大火煮开后转小火，煮30分钟，放猪肝煮5分钟，加菠菜段稍煮，加盐即可。

养人功效 猪肝和菠菜都富含铁元素，搭配大米煮粥，可预防缺铁性贫血，改善贫血症状。

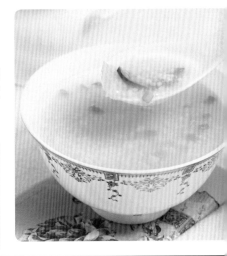

补肾强腰，开胃安眠

猪腰小米粥

◎ 材料 小米100克，猪腰50克。

◎ 调料 葱末、姜片各5克，盐3克。

● 做法

 小米洗净；猪腰除筋去膜，洗净，切片，用盐抓匀后冲净。

 锅内加适量清水烧开，加入小米与姜片，大火煮开后转小火熬煮至粥熟，加猪腰片煮熟，加葱末、盐调味即可。

养人功效 猪腰有补肾强腰、消积止渴等功效；小米富含碳水化合物、B族维生素等营养素，可清热解渴、健胃除湿、和胃安眠、滋阴益肾。二者一起煮粥食用，具有养精固肾、消积解渴、健脾益胃、开胃安眠等作用。

补血美容，排毒养颜

猪血大米粥

◎ 材料 大米、猪血条各100克，水发腐竹段50克。

◎ 调料 葱末、酱油各5克。

● 做法

 大米洗净，浸泡30分钟；猪血条、水发腐竹段分别洗净。

 锅内加适量清水烧开，放大米煮开后转小火，熬至粥熟后放腐竹、猪血煮熟，加酱油、葱末拌匀即可。

养人功效 猪血富含维生素B_2、蛋白质、铁、磷等营养成分，能解毒清肠、补血美容；腐竹含有丰富的蛋白质、脂肪及钙、钾等，可清热润肺、止咳消痰、健脑养颜。以上食材搭配食用，具有排毒养颜、清热润肺、止咳消痰等功效。

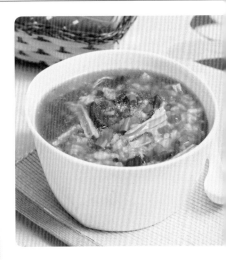

益气血，强筋骨

牛肉

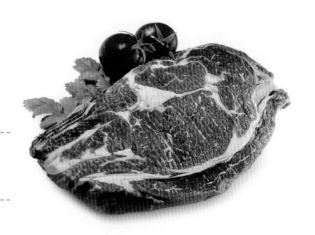

性味：性平，味甘
归经：归脾、胃经

◎ 巧妙搭更养人

牛肉+青椒 牛肉含维生素B$_2$，青椒含类胡萝卜素和维生素C，搭配同食有维持毛发、肌肤与指甲健康的功效，并能预防动脉硬化。

牛肉+番茄 牛肉含铁较丰富，遇到番茄后，可以使牛肉中的铁更好地被人体吸收，有效预防缺铁性贫血。

● 这样煮粥最养生

牛肉煮后会收缩，切大块可防烹煮后体积太小。牛肉肌纤维较粗，结蒂组织又多，应横切将长纤维切断，不能顺着纤维组织切，否则不仅不入味，嚼起来还费劲。

人群宜忌

✅ 尤其适合术后、病后调养的人及气血两亏、体虚久病、面色苍白的人食用。

❌ 老人、幼儿及消化能力较弱的人少吃；患疮疡、湿疹者慎食。

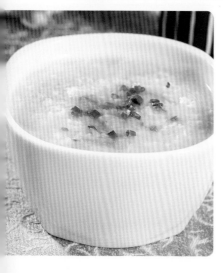

增强体质

香菇牛肉粥

◎ **材料** 大米80克，牛肉50克，鲜香菇30克。

◎ **调料** 葱末、盐3克。

● 做法

1 大米洗净，用水浸泡30分钟；牛肉洗净，切粒，清水煮熟；香菇洗净，切粒。

2 锅内加适量清水烧开，加入大米，煮开后转小火。

3 煮30分钟，加入牛肉粒、香菇粒煮10分钟，加盐、葱末即可。

养人功效 香菇可补虚、健脾、化痰，还可以提高身体免疫力；牛肉可补脾胃、强筋骨、益气血。这款粥有增强体质和免疫力的功效。

牛肉滑蛋粥

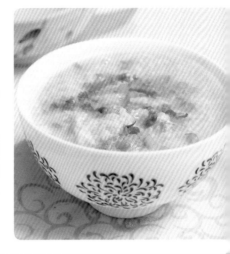

◎ 材料 牛里脊肉50克，大米100克，鸡蛋1个。

◎ 调料 姜末、葱末、香菜末各5克，盐3克。

● 做法

1 牛里脊肉洗净，切片，加盐腌30分钟；大米洗净，用水浸泡30分钟。

2 锅内加适量清水烧开，加入大米大火煮开转小火。

3 煮30分钟，将牛里脊肉片加入锅中煮至变色，将鸡蛋打入锅中搅拌，粥熟后加盐、葱末、姜末、香菜末即可。

牛肉小米粥

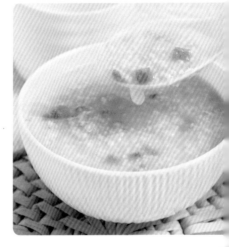

◎ 材料 小米100克，牛肉50克，胡萝卜10克。

◎ 调料 姜末、盐各3克。

● 做法

1 小米洗净；牛肉洗净，切碎；胡萝卜洗净，去皮，切丁。

2 锅内加适量清水烧开，放入小米，大火煮开后转小火煮20分钟。

3 加牛肉碎、胡萝卜丁煮10分钟，加入姜末煮开，加盐调味即可。

养人功效 牛肉是养五脏、益气血的佳品，胡萝卜中β-胡萝卜素含量丰富，二者搭配小米食用，补血效果更好，非常适合久病贫血的人食用。

白萝卜牛肉粥

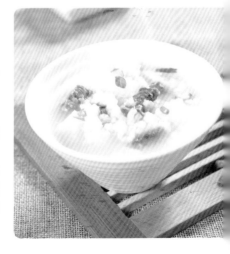

◎ 材料 牛肉、大米、糯米、白萝卜各50克。

◎ 调料 盐、料酒各3克，葱末、姜末各5克。

● 做法

1 大米洗净，浸泡30分钟；糯米洗净，用水浸泡4小时；牛肉洗净，切小块，放入有姜末、葱末、料酒的沸水中焯烫；白萝卜去皮，洗净，切块。

2 锅内加入适量水烧开，放牛肉块、小米和大米，大火煮开后转小火。

3 煮20分钟之后，加入白萝卜丁，继续煮20分钟，加入葱末，加盐调味即可。

补肾虚，壮元阳

羊肉

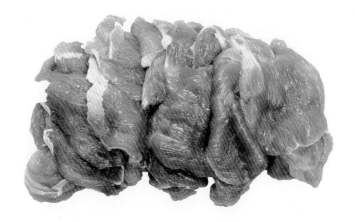

性味：性温，味甘
归经：归脾、肾经

◎ 巧妙搭更养人

羊肉+生姜 羊肉可补气血、温肾阳，生姜有止痛、祛风等作用。二者同食可温阳祛寒。

羊肉+萝卜 二者同食不仅可以中和羊肉的热性，还可以使羊肉中的营养更易被人体消化吸收。

● 这样煮粥最养生

羊肉有膻味，熬粥时放数个山楂或一些萝卜、绿豆，或放些葱、姜、孜然等作料，可去膻味。

 人群宜忌

✓ 适宜体虚胃寒、阳虚怕冷、腰膝酸软、贫血等患者食用。

✗ 热病、肝病、高血压等患者慎食。

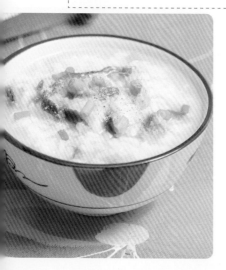

温补气血，御寒补身

胡萝卜羊肉粥

◎ 材料 羊肉、胡萝卜各50克，大米100克。

◎ 调料 葱末、姜末、陈皮各5克，盐3克，胡椒粉适量。

● 做法

1 大米洗净，用水浸泡30分钟；羊肉、胡萝卜分别洗净后切丁；陈皮洗净。

2 锅内加适量清水烧开，加入大米大火煮开后转小火。

3 煮20分钟，加羊肉丁、陈皮、胡萝卜丁、姜末继续煮10分钟后，加盐、胡椒粉，撒上葱末即可。

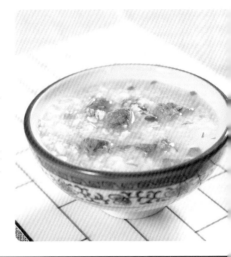

暖身补虚

燕麦羊肉粥

◎ 材料 大米、小米、燕麦各30克，羊肉60克，油菜50克。

◎ 调料 料酒、姜末、盐各3克，胡椒粉2克。

● 做法

1 大米洗净，浸泡30分钟；小米洗净；燕麦洗净后用水浸泡4小时；油菜洗净，切碎；羊肉洗净，切块，放入加了姜末、料酒的沸水中焯烫，捞出。

2 锅内加适量清水烧开，加入大米和羊肉块，大火煮开后转小火煮40分钟，至肉熟米烂，加入油菜碎，加盐和胡椒粉即可。

补血强身

高粱羊肉粥

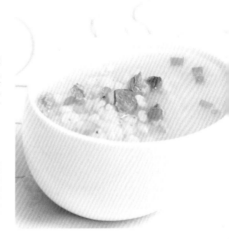

◎ 材料 高粱米100克，羊肉50克。

◎ 调料 姜末、葱末各5克，盐3克。

● 做法

1 高粱米洗净，浸泡4小时；羊肉洗净，切小丁。

2 锅内加适量清水烧开，加入高粱米，大火煮开后转小火。

3 煮40分钟后，加入羊肉丁、盐、姜末，熬煮至高粱米开花，撒上葱末即可。

 养人功效 高粱米富含碳水化合物、B族维生素，可补益脾胃、益气宽中，与羊肉同煮具有开胃健力、补血强身的功效。

强健机体

山药羊肉粥

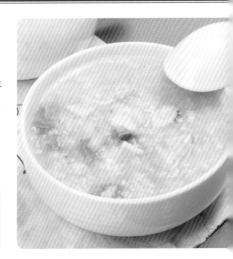

◎ 材料 羊瘦肉、山药各50克，大米100克。

◎ 调料 姜片、盐各3克。

● 做法

1 羊瘦肉洗净，切成小块；山药洗净去皮，切丁；大米洗净，浸泡30分钟。

2 锅内加适量清水烧开，加入大米、姜片、羊瘦肉块和山药丁，大火煮开后转小火，煮40分钟，挑出姜片，加盐即可。

 养人功效 山药平补脾肾，有利于消化吸收，与羊肉煮粥食用，可补阳气，强健机体，滋肾益精。

滋阴养血，益胃生津

鸡肉

性味：性温，味甘
归经：归脾、胃经

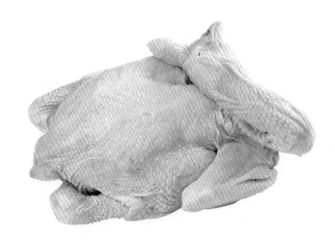

◎ 巧妙搭更养人

鸡肉+洋葱 缓解疲劳，对抗压力。
鸡肉+板栗 增强补肾功能。

● 这样煮粥最养生

用鸡肉煮粥时，因为鸡皮中的脂肪较多，胆固醇较高，并且鸡皮中的污染物含量较高，最好去掉鸡皮。

人群
宜忌

✓ 鸡肉对患有营养不良、乏力疲劳、月经不调、虚弱等症的人有很好的食疗作用。

✗ 感冒伴有头痛、发热者不宜吃；上火、便秘者不宜多食。

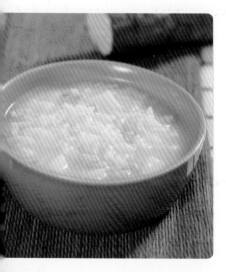

健脾益胃

山药鸡蓉粥

◎ 材料 大米80克，山药、鸡胸肉各100克。

◎ 调料 盐3克，葱末、姜末各5克，香油少许。

● 做法

1 大米洗净，用水浸泡30分钟；山药去皮，切碎丁；鸡胸肉洗净，剁成蓉。

2 锅内加适量清水烧开，加入大米，大火煮开后转小火。

3 煮25分钟后，放入山药丁、鸡蓉，搅匀。

4 煮10分钟后，放入姜末和葱末，调入盐，滴上香油即可。

补精填髓，抗衰老

鸡蓉玉米麦片粥

◎ 材料 大米60克，鸡腿肉50克，燕麦片、玉米粒各30克。

◎ 调料 香油、盐各3克。

● 做法

1 玉米粒洗净；大米洗净，用水浸泡30分钟。

2 将鸡腿肉洗净，焯烫，放凉，切成鸡肉蓉。

3 锅内加适量清水烧开，加入大米，大火煮开后转小火。

4 煮20分钟后，加入玉米粒，大火煮开后，加入鸡肉蓉。

5 再次煮开，倒燕麦片搅匀，稍煮，加盐和香油调味即可。

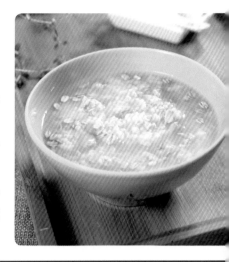

滋养身体，益气，降火

鸭蛋黄鸡肉粥

◎ 材料 大米100克，咸鸭蛋2个，鸡胸肉50克。

◎ 调料 料酒3克，香菜末5克。

● 做法

1 大米洗净，用水浸泡30分钟；咸鸭蛋剥壳，取黄压碎。

2 锅内加水烧开，倒入料酒，放入鸡胸肉，煮10分钟，捞出凉凉，撕成鸡丝。

3 锅内加适量清水烧开，加入大米，大火煮开后转小火。

4 待粥煮至黏稠，加入咸蛋黄、鸡丝，搅匀，再次煮开后撒香菜末即可。

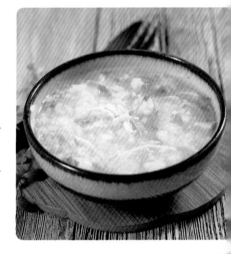

补充氨基酸

干贝鸡丝粥

◎ 材料 大米100克，干贝20克，鸡肉50克。

◎ 调料 盐3克，葱末、姜末、料酒各5克。

● 做法

1 大米洗净，用水浸泡30分钟；鸡肉煮熟后切丝；干贝用温水泡开，撕碎，用料酒、葱末、姜末腌渍20分钟。

2 锅内加适量清水烧开，加入大米、干贝，大火煮开后转小火。

3 煮至粥稠，加入熟鸡肉丝，用盐调味即可。

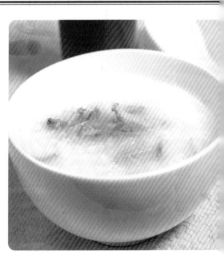

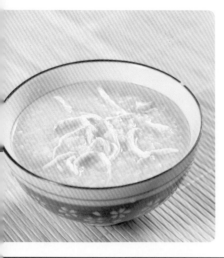

养血补虚

鸡丝小米粥

◎ 材料 小米100克，鸡肉50克。

◎ 调料 盐、姜末各3克。

● 做法

1 小米洗净；鸡肉洗净，煮熟，撕成丝。

2 锅内加清水烧开，加小米煮熟，加入鸡丝同煮，放盐、姜末即可。

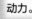
养人功效 这道粥可养血补虚，帮助消化、增加胃动力。

健脾开胃，补脾益气

香菇滑鸡粥

◎ 材料 大米、鸡肉各100克，鲜香菇80克，生菜20克，鸡蛋1个。

● 做法

1 大米洗净，浸泡30分钟；鸡肉洗净，切丝，取蛋清腌渍；香菇洗净，去蒂，切片；生菜洗净，切丝。

2 锅内加清水烧开，放大米、香菇，熬煮成粥，放鸡肉丝滑散，放生菜丝稍煮即可。

养人功效 香菇和鸡肉都是补益脾胃的优良食物，两者搭配做粥，可健脾开胃、补脾益气，常吃能增强胃动力，有益脾胃。

增强体力，清肠排毒

鸡肉木耳粥

◎ 材料 大米100克，鸡腿肉50克，干木耳10克。

● 做法

1 大米洗净，用水浸泡30分钟；干木耳用清水泡发，洗净，切成末；鸡腿肉洗净，煮熟，切末。

2 锅内加适量清水烧开，放大米大火煮开后转小火煮30分钟，加鸡肉末、木耳末煮10分钟即可。

养人功效 鸡肉含有大量的蛋白质，而且易于吸收，有增强体力，强壮身体的作用；木耳能清理消化道，清除血管中多余脂肪，防止脂肪在血管壁的沉积，从而起到预防动脉粥样硬化的作用。

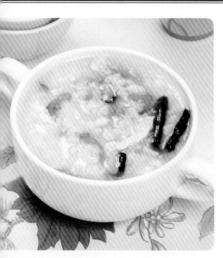

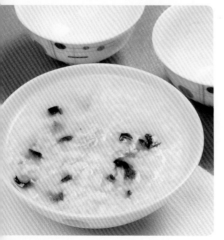

补肾虚，消水肿

鸭肉

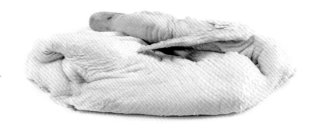

性味：性寒，味甘、咸
归经：归脾、胃、肺、肾经

◎ 巧妙搭更养人

鸭肉+蚌肉 蚌肉可滋阴、清热、除烦，与鸭肉搭配食用有滋阴补肾、行水除烦之功效。

鸭肉+海带 鸭肉和海带的含钾量都很高，搭配食用可软化血管，养胃生津。

● 这样煮粥最养生

鸭子，肉质紧密为上品。偏胖者可以吃柴鸭、瘦鸭来一饱口福。另外，用鸭肉煮粥时宜少加盐，这样味道会更加鲜美。

人群宜忌

 适用于水肿、产后病后体虚、慢性肾炎水肿等患者。

✗ 鸭肉性寒，体质虚寒者慎食。

滋阴益气，明目补血

胡萝卜鸭腿粥

◎ 材料 鸭腿80克，胡萝卜50克，大米100克。

◎ 调料 盐1克，料酒、姜末、葱末各5克，胡椒粉2克。

● 做法

1 鸭腿洗干净，剔骨取肉，切成丝，用料酒、姜末、盐腌渍；胡萝卜洗净后切丁；大米洗净，用水浸泡30分钟。

2 锅内加适量清水烧开，加入大米，大火煮开后转小火。

3 煮20分钟后，加入胡萝卜丁，煮到再次沸腾。

4 加入腌渍好的鸭腿肉丝，煮10分钟，加盐、胡椒粉、葱末调味即可。

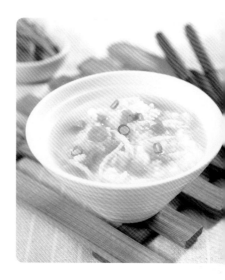

调节代谢平衡

冬瓜鸭粥

◎ 材料 大米100克，冬瓜、鸭肉各150克，干贝25克，香菇片60克，荷叶15克。

◎ 调料 陈皮2克，酱油5克。

● 做法

1 大米洗净，浸泡30分钟；干贝去除老筋，泡开，撕碎；鸭肉洗净，切块，煎香；冬瓜去皮、瓤，洗净，切块。

2 锅内加适量清水烧开，加入大米，大火煮开后转小火，放入香菇片、冬瓜块、鸭肉块、荷叶、陈皮及干贝。

3 等鸭肉熟透、米粥浓稠时加入酱油调味即可。

养人功效 冬瓜可调节人体的代谢平衡；鸭肉可滋五脏之阴，清虚劳之热，搭配干贝、香菇煮粥食用，能促进人体新陈代谢。

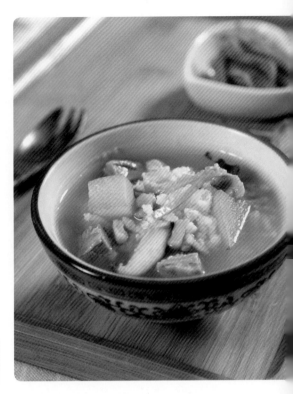

养胃生津，温补驱寒

嫩姜鸭粥

◎ 材料 净鸭肉80克，糯米100克，猪肉50克，韭菜20克，姜丝10克。

◎ 调料 胡椒粉、白糖、酱油、盐各2克。

● 做法

1 糯米洗净后浸泡4小时；猪肉洗净，切薄片；韭菜洗净，切段。

2 锅内加适量清水、酱油和白糖煮开，放鸭肉用中火卤熟捞起，稍冷后斩成3厘米见方的块，卤鸭汁留用。

3 锅内加适量清水，煮开后加入糯米、卤鸭汁，待水开时用勺顺锅边搅动，30分钟后加入猪肉片、卤鸭肉块同煮，用小火煮约15分钟，加入盐、姜丝、韭菜段和胡椒粉调味即可。

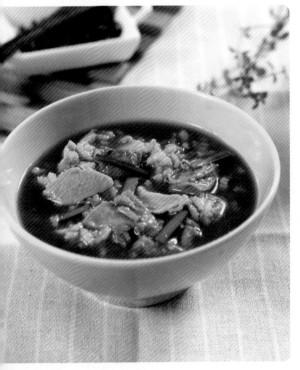

补充气血，健脑益智

鸡蛋

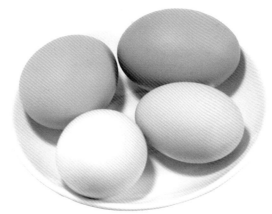

性味：性平，味甘
归经：归肺、脾、胃经

鸡蛋+番茄 番茄富含维生素和矿物质，鸡蛋中含有优质蛋白质，同食有助于营养的吸收。

鸡蛋+大豆 鸡蛋与大豆都含有优质蛋白质，搭配食用，有利于蛋白质互补。

● **这样煮粥最养生**

用鸡蛋煮成的粥，容易缺乏维生素C，所以宜搭配番茄、青椒、辣椒等富含维生素C的菜来吃，以弥补其不足。

✓ 咽喉肿痛、肺热咳嗽、泻痢的人。

✗ 胆囊炎、胆结石、肝硬化患者慎食。

补钙安神

小米蛋花奶粥

◎ **材料** 小米80克，鸡蛋1个，牛奶100克。

● **做法**

1 小米洗净；鸡蛋打散搅拌成蛋液。

2 锅内加适量清水烧开，加入小米，大火煮开后转小火。

3 煮30分钟，至米微微开花，倒入牛奶。

4 煮开后，将鸡蛋液倒入粥中，快速搅拌熄火即可。

 小米可安神、和胃、补虚；鸡蛋可润燥、平衡免疫力；牛奶富含钙质。这款粥有补钙安神的作用。

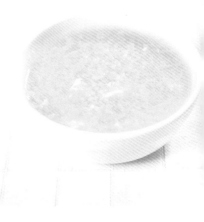

Part 4

海鲜粥

—— 丰富的DHA养护大脑和心血管

补肾虚，健筋骨

虾

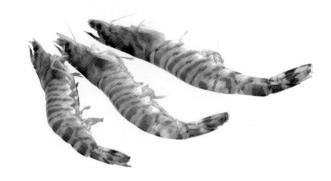

性味：性微温，味甘
归经：归肝、肾经

◎ **巧妙搭更养人**

虾+烧酒 烧酒有一定杀菌作用，又能除腥秽，搭配虾食用，能增强性功能。
虾+辣椒 辣椒中的辣椒碱能够促进脂肪新陈代谢，搭配虾同食，可提高人体免疫力。

● **这样煮粥最养生**

虾背上的虾线是虾的消化道，里面是未排泄完的废物，若吃到嘴里会有泥腥味，影响食欲，所以食用时应去掉。色发红、身软、掉头的虾不新鲜，尽量不用来煮粥。用虾煮粥一般几分钟就可以，煮太老会影响口感。

人群宜忌

✓ 适合阳痿、腰脚痿弱无力、小腿抽筋等人群食用。

✗ 哮喘、高尿酸血症、痛风等患者不宜食用。

清心明目，调节心脏功能

虾蓉芥蓝粥

◎ 材料 大米100克，虾、芥蓝各50克。

◎ 调料 盐3克。

● 做法

1 将大米洗净，用水浸泡30分钟；虾去头、壳，去虾线，洗净，剁蓉；芥蓝洗净后切小片。

2 锅内加适量清水烧开，加入大米，煮开之后转小火。

3 煮30分钟后，倒入虾蓉搅散，倒入芥蓝片，加盐调味，煮3分钟即可。

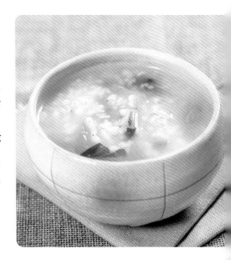

补钙，益智，降压

虾仁芹菜粥

◎ 材料 大米、芹菜各100克，虾仁80克。

◎ 调料 鸡汤适量，盐、料酒、姜末、淀粉各3克。

● 做法

1 大米洗净，用水浸泡30分钟；芹菜洗净，切小段；虾仁洗净，去虾线，切段，加入料酒、姜末、淀粉和盐抓匀。

2 锅内加入鸡汤和适量清水，煮开后加入大米，煮开后转小火。

3 煮30分钟，至米粒开花、粥汁沸腾时加入虾仁，煮熟后加入芹菜段，放盐搅匀，略煮即可。

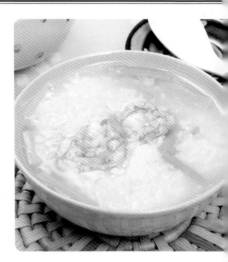

提高免疫力

油菜虾仁粥

◎ 材料 大米100克，油菜、虾仁各50克。

◎ 调料 鸡汤250克，盐3克。

● 做法

1 油菜洗净，焯水，凉凉，切碎；虾仁洗净，去虾线，切段；大米洗净，用水浸泡30分钟。

2 锅内加适量清水烧开，倒入大米，大火煮开后转小火。

3 煮30分钟后，加入鸡汤和虾仁段，继续煮。

4 煮5分钟后，加入油菜碎，放入盐调味即可。

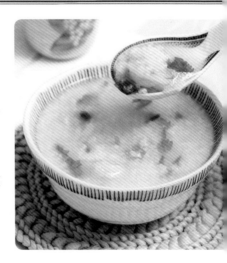

补肾健脾

山药虾仁粥

◎ 材料 大米100克，山药80克，虾仁50克。

◎ 调料 葱末5克，盐3克。

● 做法

1 山药去皮，洗净，切块；大米洗净，用水浸泡30分钟；虾仁洗净，去虾线，切段。

2 锅内加适量清水烧开，加入大米，大火煮开后转小火。

3 煮25分钟，加入山药块，继续煮25分钟，加入虾仁段、盐和葱末，煮5分钟即可。

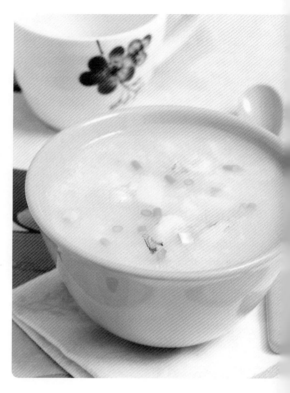

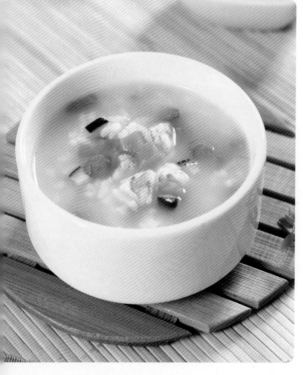

提高抗病力

蘑菇鲜虾粥

◎ 材料 大米100克，鲜虾150克，蘑菇80克，芦笋、胡萝卜各50克。

◎ 调料 盐、姜片各3克，白胡椒粉少许。

● 做法

1 大米洗净，浸泡30分钟；蘑菇、芦笋、胡萝卜洗净后切丁。

2 虾去头、壳及虾线，洗净切段，加白胡椒粉、盐腌渍，虾壳留用。

3 锅内倒油烧热，倒入虾头、虾壳煸出油，倒入清水、姜片，熬煮30分钟成虾汤，捞出汤内的虾头虾壳及姜片，加入大米，中火烧开后改小火煮粥。

4 煮25分钟，加入胡萝卜丁煮10分钟，加入虾段、蘑菇丁、芦笋丁煮5分钟，加盐调味即可。

活血，散瘀，利湿

螃蟹

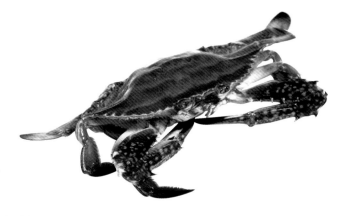

性味：性寒，味咸
归经：归肝经

螃蟹+芦笋 强化骨骼及牙齿。
螃蟹+豆腐 恢复体力、防止老化。

● **这样煮粥最养生**

螃蟹烹调前应放在淡盐水中浸泡片刻，以使其吐净杂质和污物，这样食用更安全卫生。

人群宜忌

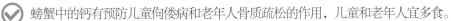 螃蟹中的钙有预防儿童佝偻病和老年人骨质疏松的作用，儿童和老年人宜多食。

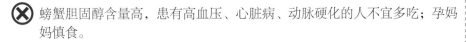 螃蟹胆固醇含量高，患有高血压、心脏病、动脉硬化的人不宜多吃；孕妈妈慎食。

滋补，清热

螃蟹粥

◎ 材料 大米100克，螃蟹200克。
◎ 调料 盐3克，姜片5克。
● 做法

1 大米洗净，用水浸泡30分钟；将螃蟹洗净分解，去掉蟹脐、蟹鳃、蟹心、蟹胃，切小块。

2 锅内加适量清水烧开，加入大米，大火煮开后转小火。

3 煮30分钟后，将螃蟹块放入锅内一起煮，搅匀，加入姜片去腥，煮10分钟后，加盐即可。

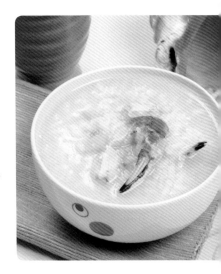

滋补活血

生煲螃蟹鲜虾粥

◎ 材料 大米100克，螃蟹200克，虾80克。

◎ 调料 白胡椒粉、盐各3克，姜片5克。

● 做法

1 大米洗净，用水浸泡30分钟；将螃蟹洗净、分解，去掉蟹脐、蟹鳃、蟹心、蟹胃，切小块；虾去头、壳，去虾线，洗净，切段。

2 锅内加适量清水烧开，加入大米，大火煮开后转小火。

3 煮30分钟后，放入螃蟹块和虾段，放入姜片去腥。

4 继续煮10分钟，出锅前加盐和白胡椒粉调味即可。

特色之处 这道粥富含人体大脑发育所需的必要元素、DHA及蛋白质等，不但味道鲜美，而且营养丰富，含有丰富的蛋白质及微量元素，有滋补强身之功效。

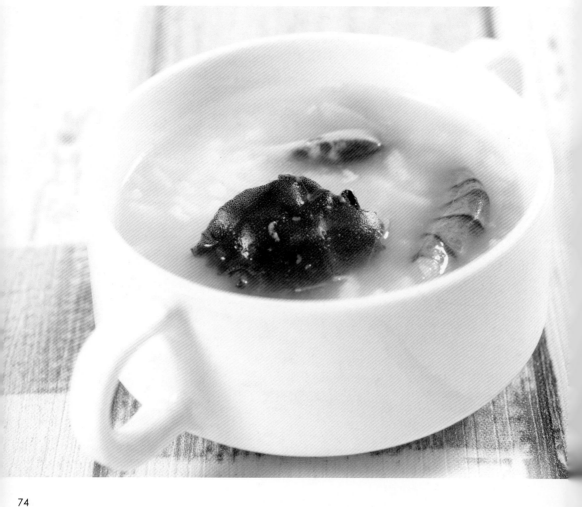

调理肾阳不足

海参

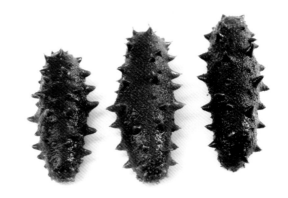

性味： 性平，味甘、咸
归经： 归肺、肾经

海参+羊肉 羊肉温肾助阳、益气补中、温暖脾胃。搭配海参食用，补肾益肾功效更佳。
海参+木耳 海参和木耳都富含胶质，除强健筋骨之外，还有促进排便、降低血液胆固醇含量的功效。

● **这样煮粥最养生**

海参富含蛋白质和钙，不宜与含鞣酸较多的水果（如葡萄、山楂等）一起做粥，以免蛋白质、钙与鞣酸结合形成难溶的物质，不但降低食物营养价值，还易引起胃肠道的不适。

 人群宜忌

✓ 精力不足、气血不足、营养不良者适宜食用。

✗ 痰多、便稀、咳嗽者不宜食用。

增强抵抗力

海参芹菜粥

◎ **材料** 即食海参60克，芹菜30克，大米100克。

◎ **调料** 盐、姜丝各3克。

● **做法**

1 将大米洗净，用水浸泡30分钟；芹菜洗净后切末；海参冲洗，切小块。

2 锅内加适量清水烧开，加入大米，大火煮开后转小火煮30分钟，放入姜丝、海参块和芹菜末煮熟，加盐调味即可。

 养人功效 这款粥易于消化，还可滋润皮肤。适合一家老小以及体质虚弱者食用，可帮助增强抵抗力。

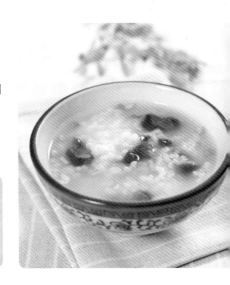

补气养颜

海参香菇小米粥

◎ 材料 鲜香菇、海参各50克，小米80克。

◎ 调料 姜片、葱末各3克，盐1克。

● 做法

1 小米洗净；海参用纯净水泡发，去内肠，洗净，切块；香菇洗净，切片。

2 锅内加适量清水烧开，加入海参、葱末、姜片，大火煮开，转小火。

3 加入小米煮20分钟后，加入香菇片，煮10分钟后加盐调味即可。

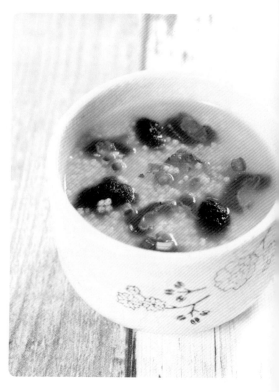

养人功效 小米有清热解渴、健胃除湿、和胃安眠等功效；海参富含胶原蛋白，可以补气养颜。二者煮粥味道鲜美，补气养颜。

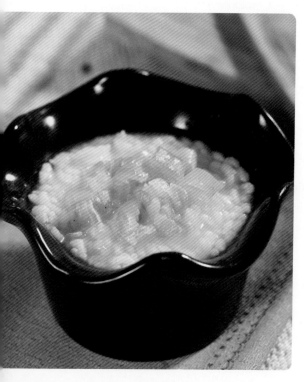

强身健体

上汤海参粥

◎ 材料 大米、海参各100克。

◎ 调料 高汤200克，姜片、葱末、盐各3克。

● 做法

1 将大米洗净，用水浸泡30分钟；海参用纯净水泡发，去内肠，洗净，切块。

2 锅内加适量清水，加入海参块、姜片、葱末，大火煮开后转小火，煮5分钟，将海参块捞出控干，切粒。

3 锅内加适量清水、高汤烧开，放大米大火煮开后转小火。

4 煮30分钟，将海参粒加入粥中，继续熬煮5分钟至黏稠，加入盐调味，煮开即可。

养血柔肝，滋阴清热

鲍鱼

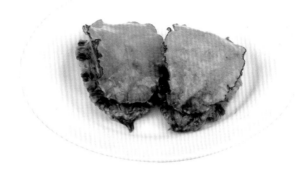

性味：性平，味甘、咸
归经：归肝、肾经

鲍鱼+鸡肉 鲍鱼和鸡肉都可有效益气补虚、增强体质，熬粥食用更利于消化吸收。
鲍鱼+猴头菇 健脾益胃、养阴补肾。

● 这样煮粥最养生

鲍鱼煮粥前，可用硬刷子或网刷擦净鲍鱼的体表，去除其身上附着的海底淤泥，再切断肉体和贝壳相连的贝柱，就能把鲍鱼肉分离出来了。

人群
宜忌

✓ 鲍鱼中的多种氨基酸有滋补作用，锌可促进青少年的生长发育、加速创伤愈合。

✗ 痛风患者及尿酸高者不宜吃鲍鱼，感冒发热或阴虚喉痛的人不宜食用。

增强体质

鲍鱼鸡丝粥

◎ 材料 大米100克，鲍鱼150克，鸡胸肉50克，干香菇20克。

◎ 调料 姜丝、葱末3克，盐、胡椒粉各2克。

● 做法

1 大米洗净，用水浸泡30分钟；鲍鱼处理干净后切片；干香菇泡软，洗净，切丁；鸡肉煮熟后切丝。

2 锅内加适量清水烧开，加入大米和鸡丝煮开，转中火。

3 煮约30分钟后，放入鲍鱼片和香菇丁煮熟，加盐与胡椒粉调味，撒上葱末、姜丝即可。

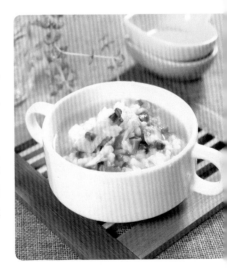

对骨骼发育和造血有益

鱿鱼

性味：性平，味甘、咸。
归经：归肝、肾经。

◎ 巧妙搭更养人

鱿鱼+辣椒 均衡营养、帮助消化。
鱿鱼+玉米 提高维生素B_6的功效。

● 这样煮粥最养生

鱿鱼做粥时，一定要煮熟透。因为鱿鱼中有一种多肽成分，若未熟就吃易导致肠蠕动失调。

人群宜忌

✓ 适合贫血、肝病患者食用。

✗ 含胆固醇多，心血管疾病患者应忌食；痛风急性发作期的患者忌食。

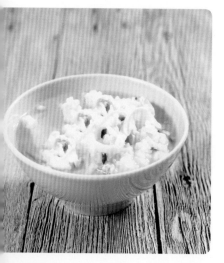

补钙健骨

鱿鱼虾肉粥

◎ 材料 干鱿鱼50克，鲜虾、香菇各30克，芹菜20克，大米100克。

◎ 调料 姜末、盐各3克。

● 做法

1 大米洗净，用水浸泡30分钟；干鱿鱼洗净后用清水浸泡1夜，切段；虾去头、壳，去虾线，洗净，切段；香菇和芹菜洗净后分别切末。

2 大米放入锅中，加适量水煮开后转小火。

3 煮30分钟后，加入香菇末、虾段和鱿鱼段。

4 继续煮5分钟，加入芹菜末、姜末和盐即可。

预防遗精，提高性功能

牡蛎

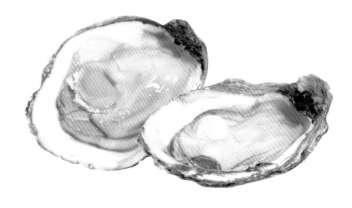

性味：性平，味甘、咸
归经：归肝经

牡蛎+牛奶 牡蛎和牛奶中均含有丰富的钙质，搭配食用能更好地补充钙，促进骨骼生长。

牡蛎+白萝卜 牡蛎可以抑制血小板凝聚，降低血脂，而白萝卜含有膳食纤维，可减少脂肪堆积，两者搭配食用可降脂去火。

● 这样煮粥最养生
牡蛎属于水产品，本身带有咸味，煮粥可以不放盐或适当少放盐，避免盐摄入超标。

人群
宜忌

✓ 适宜体质虚弱、烦热失眠、心神不定者食用。

✗ 脾胃虚寒者要少吃。

补虚壮阳

小米牡蛎粥

◎ 材料 小米100克，牡蛎肉50克。

● 做法

1 将小米洗净；牡蛎肉洗净，用盐水浸泡20分钟，捞出备用。

2 锅中倒入清水烧开，将小米倒入水中煮成粥。

3 将牡蛎放入小米粥中，继续熬煮，用小火熬3分钟即可。

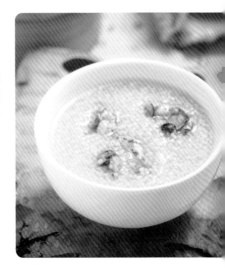

清热利湿，化痰

蛤蜊

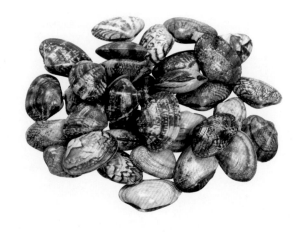

性味：性平，味咸
归经：归肺、膀胱经

◎ 巧妙搭更养人

蛤蜊+胡萝卜 保护眼睛，增进视力。

● 这样煮粥最养生

蛤蜊等贝类本身极富鲜味，煮粥时千万不要再加味精，也不宜多放盐，以免鲜味反失。蛤蜊最好提前一天用水浸泡，这样才能吐干净泥沙。

人群宜忌

✓ 适宜高胆固醇、甲状腺肿大、支气管炎患者食用。

✗ 经期或产后女性、容易腹泻者慎食。

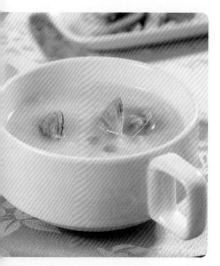

滋阴补虚

蛤蜊粥

◎ 材料 大米100克，蛤蜊10个。

◎ 调料 香油、盐各适量。

● 做法

1 大米淘洗干净，浸泡30分钟；蛤蜊洗净泥沙。

2 锅内倒入适量清水烧开，放入大米大火烧开，转小火熬煮30分钟至熟，加入蛤蜊大火煮至开壳关火，用盐、香油调味即可。

养人功效 蛤蜊有滋阴明目、软坚、化痰的功效，是阴虚体质之人进行食物选择的上乘之品。

利尿消肿，防治肾病

海带

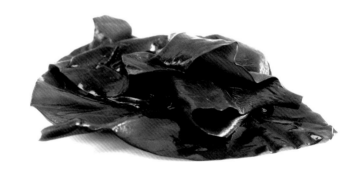

性味：性寒，味咸
归经：归脾、肾经

海带+银耳 银耳有滋阴清热、润肺止咳等功效，与海带搭配食用，健脾补肾。
海带+绿豆 海带和绿豆都有降压、调脂的作用，二者搭配食用，对心脑血管病有益。

● 这样煮粥最养生

由于全球都有水质污染的状况，故海带中很可能会有一些含毒物质，建议在煮粥前先用水浸泡2~3小时，中间至少换2次水，但浸泡时间不宜超过6小时，以免造成水溶性营养物质流失过多。

人群
宜忌

 糖尿病、心血管病患者和肥胖者均适宜食用海带。

❌ 甲亢、高钾血症患者不宜食用海带，易加重病情。

消痰祛湿，清热解毒

冬瓜海带粥

◎ 材料 冬瓜150克，大米100克，海带50克。
◎ 调料 葱末10克，盐3克。
● 做法

1 冬瓜去皮，去瓤，洗净，切块；海带泡软洗净，切丝；大米洗净，浸泡30分钟。

2 锅内加适量清水烧开，放入大米，大火煮开后加入海带丝，继续煮开后转小火煮15分钟。

3 放入冬瓜块继续煮至米烂粥稠，出锅前撒上葱末，放盐调味即可。

养人
功效
冬瓜和海带都有消痰祛湿、清热解毒的功效。二者和大米一起煮粥食用，具有很好的祛湿清热作用，适用于湿热体质者。

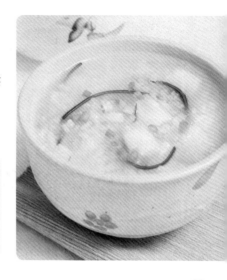

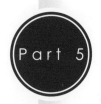
水果干果甜粥

——水分足，维生素和膳食纤维含量高

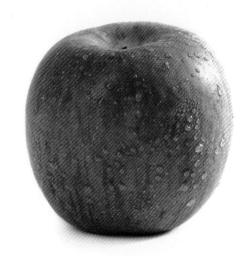

生津止渴，消热除烦

苹果

性味：性凉，味甘、微酸
归经：归脾、胃、肺经

◎ 巧妙搭更养人

苹果+绿茶 防癌、抗老化。
苹果+银耳 润肺止咳。

● 这样煮粥最养生

苹果中的维生素、果胶、抗氧化物质等营养成分主要在皮和近核部分，所以理论上应该把苹果洗干净带皮煮粥。但是现在的水果皮中农药残留较严重，煮粥前最好去掉外面的皮，只要薄薄的一层就好。

人群
宜忌

✓ 苹果能够刺激肠胃蠕动，对便秘者、肠胃不好者尤其适合。

✗ 苹果所含的糖分高，糖尿病患者不宜多食；胃溃疡患者、脾胃虚寒者不宜多食。

银耳苹果瘦肉粥

◎ 材料 水发银耳50克，苹果、猪瘦肉、大米各100克，枸杞子5克。

◎ 调料 盐3克。

● 做法

1 水发银耳择洗干净，撕成小朵；苹果洗净，去皮，切块；猪瘦肉洗净，切片；大米淘洗干净，浸泡30分钟；枸杞子洗净。

2 锅置火上，加适量清水烧开，下入大米、水发银耳煮至米粒八成熟，放入苹果块和猪瘦肉片煮熟，加枸杞子略煮，加盐调味即可。

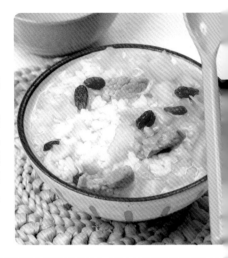

苹果麦片粥

◎ 材料 燕麦片、苹果各100克。

◎ 调料 蜂蜜5克。

● 做法

1 苹果洗净，去皮除核，切丁。

2 锅内加适量清水烧开，加入燕麦片大火煮开，放入苹果丁用小火熬煮至黏稠，凉温，加蜂蜜调味即可。

 养人功效 苹果和燕麦片均富含膳食纤维、维生素和矿物质，可润肠排毒、减肥祛脂，缓解便秘。

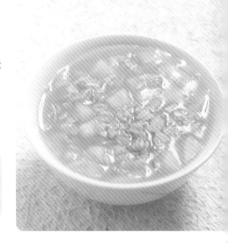

苹果红枣葡萄干甜粥

◎ 材料 大米、苹果各100克，红枣6枚，葡萄干5克。

◎ 调料 冰糖5克。

● 做法

1 大米洗净，用水浸泡30分钟；苹果洗净，去皮切丁；红枣洗净，去核。

2 锅内加适量清水烧开后放入苹果丁，转小火。

3 再次煮开后，放入红枣继续煮15分钟。

4 加入冰糖煮至化开，撒上葡萄干即可。

 养人功效 苹果中的果胶有利于排出肠道毒素，搭配含有维生素C的红枣和富含铁的葡萄干，能使肤色红润、有光泽。

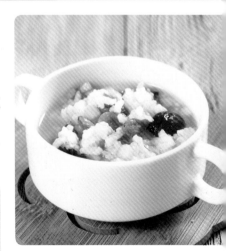

保护胃黏膜，解郁

香蕉

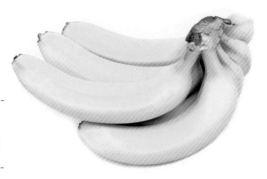

性味：性寒，味甘
归经：归肺、胃、大肠经

◎ 巧妙搭更养人

香蕉+燕麦 提高睡眠质量。
香蕉+蜂蜜 美容养颜。

● 这样煮粥最养生

煮粥最好不选青香蕉，因青香蕉含有很多鞣酸，具有收敛作用，吃多了容易便秘。

人群
宜忌

✓ 香蕉尤其适合痔疮、胃溃疡、便秘、高血压、动脉硬化患者以及生活压力过大的人食用。

✗ 脾胃虚寒、便溏腹泻者不宜多食。因香蕉含钾量高，若是食用过量，会使血钾浓度增加，对患有急性肾炎、慢性肾炎或肾功能不全的人尤其不利。

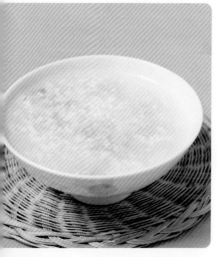

润肺滑肠，防治便秘

香蕉粥

◎ 材料 大米100克，香蕉1根。
◎ 调料 冰糖5克。
● 做法

1 大米洗净，用水浸泡30分钟；香蕉去皮，切丁。

2 锅内加适量清水烧开，加大米大火煮开后转小火。

3 煮至米粒熟烂，加香蕉丁煮开，加入冰糖煮5分钟，至冰糖化开即可。

养人
功效
大米能健脾养胃、防治便秘；香蕉有生津止渴、润肺滑肠的作用，适合便秘、痔疮出血者食用。二者一起煮食，不仅能健脾养胃、生津止渴、润肺滑肠，还能更有效地防治便秘。

祛痰止咳，养护咽喉

梨

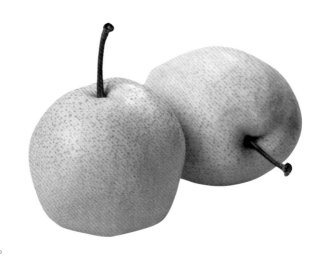

性味：性凉，味甘、微酸
归经：归胃、肺经

梨+猪肺 清热润肺、助消化。
梨+冰糖 利咽、补充津液。

● 这样煮粥最养生

煮粥宜选香梨、鸭梨，因其香甜细嫩，而沙梨等过于粗糙，不宜用来炖，直接食用更佳。

人群宜忌

 最适合肺燥及阴虚所致的干咳无痰或痰少不易咳出者。

✗ 身体阳虚、畏寒肢冷者，脾胃虚弱者不宜食用。

清肺润燥

薏米雪梨粥

◎ 材料 薏米、大米各50克，雪梨100克。

● 做法

1 薏米洗净后用清水浸泡4小时；大米洗净，用水浸泡30分钟；雪梨洗净，去皮、核，切丁。

2 锅内加适量清水烧开，加入薏米、大米，大火煮开后转小火。

3 煮至米粒熟烂，放入雪梨丁煮开即可。

养人功效 雪梨有很强的润肺功效，薏米中含有丰富的维生素E，可保护肺部健康，二者搭配润肺效果更好。

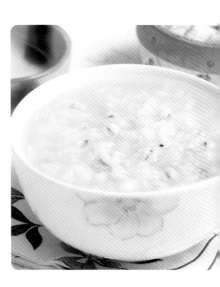

益肾涩精

樱桃

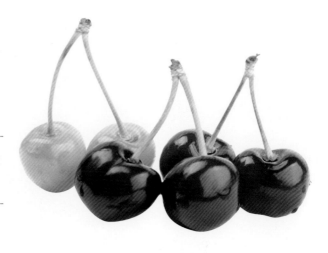

性味：性温，味甘、微酸
归经：归脾、肝经

◎ 巧妙搭更养人

樱桃+香菇 樱桃与香菇搭配食用，有补充肾气、防癌抗癌、降压降脂的功效。

樱桃+牛奶 牛奶中含钙、锌，搭配樱桃可强肾健体，提高精子质量。

● 这样煮粥最养生

樱桃属浆果类水果，容易损坏，最佳的保存环境是-1℃。煮粥前，清洗的时间不宜过长，更不可浸泡，以免营养物质流失过多。

 祛斑抗皱、美容养颜者及痛风患者宜多食。

✗ 有溃疡症状、上火的人，糖尿病和糖尿病肾病患者慎用。

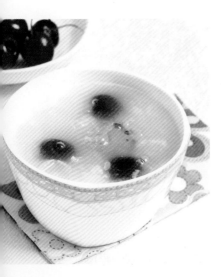

补血，美容养颜

樱桃银耳大米粥

◎ 材料 大米100克，干银耳5克，樱桃80克。

◎ 调料 冰糖5克。

● 做法

1 大米洗净，用水浸泡30分钟；樱桃洗净；干银耳泡发，洗净，去黄蒂，撕小朵。

2 锅内加适量清水烧开，加入大米大火煮开后转小火，煮15分钟后加银耳，继续煮15分钟，再加入樱桃、冰糖煮5分钟即可。

养人功效 这道粥适用于因气血两虚导致的皮肤粗糙干皱者，可使人肌肉丰满、皮肤嫩白光润。

益胃止呕，解渴利尿

芒果

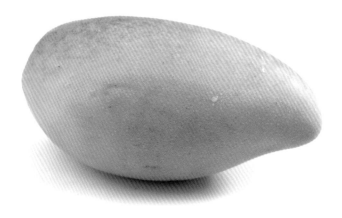

性味：性凉，味甘、酸
归经：归胃经

芒果+牛奶 保护眼睛、防癌。
芒果+奶酪 帮助钙的吸收。

● 这样煮粥最养生

将芒果去皮、切成小块煮粥，食用量控制在100克/天，并且吃后要及时漱口、洗脸，可有效预防芒果过敏。

 人群宜忌

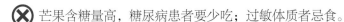

心血管疾病患者、咳嗽者宜食。

芒果含糖量高，糖尿病患者要少吃；过敏体质者忌食。

滋润肌肤，祛痰止咳

香甜芒果粥

◎ 材料 糯米、大米各50克，芒果1个。

◎ 调料 冰糖5克。

● 做法

1 糯米洗净，用水浸泡4小时；大米洗净，用水浸泡30分钟；芒果洗净，去皮、核，切块。

2 锅内加适量清水烧开，放入糯米和大米，大火煮开后转小火熬煮。

3 至粥浓稠时，加入芒果块和冰糖煮至冰糖化开即可。

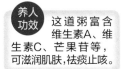 养人功效 这道粥富含维生素A、维生素C、芒果苷等，可滋润肌肤，祛痰止咳。

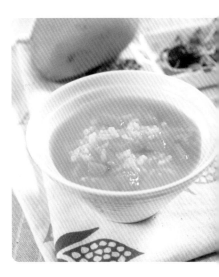

清暑解渴，消食止泻

菠萝

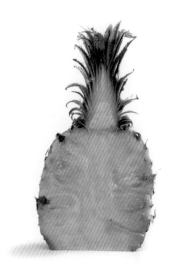

性味：性平，味甘、微涩
归经：归脾、胃经

◎ **巧妙搭更养人**

菠萝+猪肉 促进猪肉中的蛋白质吸收。
菠萝+鸡蛋 美白肌肤，消除疲劳。

● **这样煮粥最养生**

煮粥不要放太多菠萝，否则易刺激口腔黏膜，影响口感。对菠萝蛋白酶过敏者，食用菠萝会出现皮肤发痒等症状，若食用后出现明显过敏症状，如头晕、呕吐、腹泻、全身发痒、皮肤泛红等现象，应尽快就医。

 人群宜忌

✓ 痛风、小便不利、中暑、身热烦渴、消化不良、高血压、肾炎、气管炎患者宜食。

✗ 过敏体质者及溃疡病、出血性疾病患者忌食。

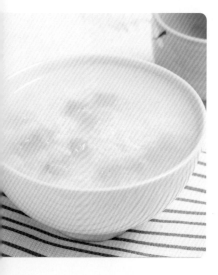

缓解伤暑不适

菠萝粥

◎ **材料** 大米100克，菠萝肉50克。

◎ **调料** 冰糖5克，盐适量。

● **做法**

1 大米洗净，用水浸泡30分钟；菠萝肉切成细丁，用淡盐水浸泡10分钟。

2 锅内加适量清水烧开，加入大米大火煮开，转小火。

3 煮至粥成，放菠萝丁煮开，加冰糖煮5分钟，至冰糖化开即可。

 养人功效 菠萝有清热解暑、生津止渴的作用，和大米搭配熬粥食用，对伤暑、身热烦渴、消化不良等症状有一定的食疗作用。

补中益气，养血安神

红枣

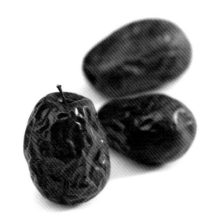

性味：性温，味甘
归经：归脾、胃、心经

红枣+糯米 红枣宜与糯米搭配在一起食用，因为它们均属于温性食物，二者同食具有温中祛寒的功效，还可改善脾胃气虚。

红枣+百合 红枣可镇静安神、补血止血；百合有清肺润燥、滋阴清热、理脾健胃的功效。二者搭配食用，安神、滋阴、补血效果颇佳。

● **这样煮粥最养生**

用红枣煮粥，最好将红枣破开，分为3~5块，这样有利于有效成分的析出，促使营养吸收更充分。肠胃不好的人可以将枣皮去掉再煮粥。

人群宜忌

✅ 中老年人、青年人、女性尤宜食用。

❌ 有湿痰、积滞、齿病者慎用；温热、暑湿诸病前后、黄疸、肿胀者忌食。

润肤美容，补血养血

花生红枣山药粥

◎ 材料 大米80克，山药50克，花生仁、红枣各30克。

◎ 调料 冰糖5克。

● 做法

1 大米洗净后用水浸泡30分钟；山药去皮，切块；花生仁洗净；红枣洗净，去核。

2 锅内加适量清水烧开，加入大米和花生仁，大火煮开后转小火。

3 待粥快熟，倒入山药块、红枣继续熬煮至米烂粥熟，加冰糖小火煮5分钟，至冰糖化开即可。

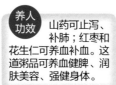
养人功效 山药可止泻、补肺；红枣和花生仁可养血补血。这道粥品可养血健脾、润肤美容、强健身体。

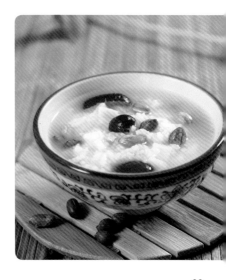

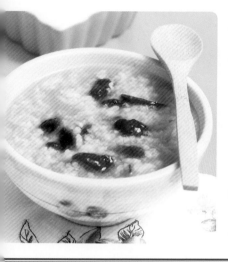

补血安神，消除疲劳

红枣桂圆粥

◎ 材料 糯米100克，桂圆肉20克，红枣10枚。

◎ 调料 红糖5克。

● 做法

1 糯米洗净，用水浸泡4小时；桂圆肉洗净；红枣洗净，去核。

2 锅内加适量清水烧开，加糯米、桂圆肉、红枣，大火煮开后转小火。

3 煮40分钟，加入红糖搅匀即可。

养人功效 桂圆有补血益心、消除疲劳等作用；红枣有补气养血、滋补安神的功效；红糖有补血护肤的功效。三者和糯米搭配煮粥，有补血安神、消除疲劳的作用。

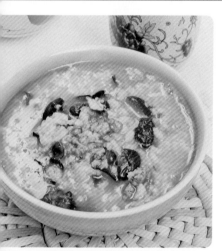

防治脱发

核桃木耳红枣粥

◎ 材料 木耳20克，核桃仁50克，大米100克，红枣10枚。

◎ 调料 冰糖5克。

● 做法

1 木耳放入温水中泡发，去蒂，除去杂质，撕成片；大米洗净，用水浸泡30分钟；核桃仁洗净后，用刀压碎；红枣洗净，去核。

2 锅内加适量清水烧开，加入大米、木耳、核桃仁和红枣，大火煮开后转小火。

3 煮至木耳熟烂、粥黏稠，加冰糖煮5分钟，至冰糖化开即可。

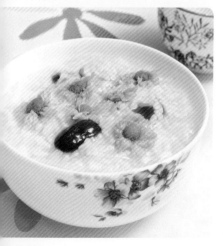

清热明目

红枣菊花粥

◎ 材料 大米100克，菊花10克，红枣10枚。

● 做法

1 红枣洗净，去核；菊花洗净；大米洗净后，用水浸泡30分钟。

2 锅内加适量清水烧开，放入红枣、大米，大火煮开后转小火。

3 煮40分钟，至粥黏稠，加菊花煮10分钟即可。

养人功效 这道粥有疏风散热、平肝解毒、清肝明目、平肝阳、解毒等功效。

开胃消食，化滞消积

山楂

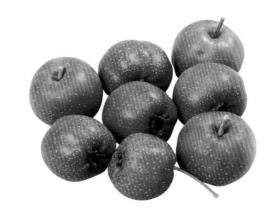

性味：性微温，味酸、甘
归经：归脾、胃、肝经

山楂+牛肉 促进人体对牛肉中铁质的吸收。
山楂+红茶 开胃消食，理气和中，消食止痢。

● **这样煮粥最养生**

煮山楂粥不宜用铁锅，因为其中的果酸会与铁结合成铁化合物，易引起恶心、呕吐等症状。

人群宜忌

✓ 消化不良者，高血压、高脂血症患者，跌打损伤者宜食。

✗ 患十二指肠溃疡和胃酸过多者慎食；炎症患者、孕妈妈忌食。

消除肉食积滞

山楂粥

◎ 材料 山楂50克，大米100克。

● 做法

1 山楂洗净，去子和蒂；大米洗净，浸泡30分钟。

2 锅内加适量清水烧开，放入山楂、大米，煮开后转小火熬煮至米粒软烂即可。

养人功效 山楂常被用在消化药物中，与大米搭配煮粥可以开胃消食，特别是对消除肉食积滞的作用突出。

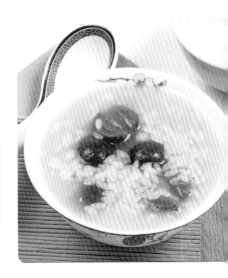

温阳补血

荔枝

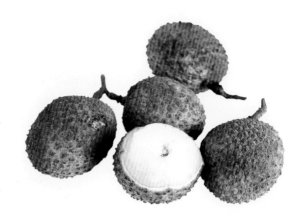

性味： 性微温，味甘、微酸
归经： 归脾、胃、肝经

◎ 巧妙搭更养人

荔枝+红枣 红枣可补脾养胃、益气补血，与荔枝搭配食用，有健脾益肾、养血补血的功效。

荔枝+西瓜 西瓜有清热利水的作用，和荔枝搭配打成果汁，可降低荔枝的燥热，口味更佳。

● 这样煮粥最养生

用荔枝做粥，要留意其保存问题，以免食用腐坏的荔枝影响健康。成熟的荔枝夏季室温下放两三天就会开始腐坏，当荔枝从红艳的果皮转成褐色，就是腐坏的征兆。可将荔枝密封包好，放入冰箱冷藏，能稍稍延长保存时间。

人群
宜忌

✓ 尤其适合产妇、老人、体质虚弱者、病后调养者食用。

✗ 咽喉干疼、鼻出血者忌食，糖尿病和糖尿病肾病患者应慎食。

祛斑美白，红润肌肤

荔枝红豆粥

◎ **材料** 红豆60克，荔枝50克，大米40克。

◎ **调料** 白糖5克。

● **做法**

1 红豆洗净后用水浸泡4小时；大米洗净，用水浸泡30分钟；荔枝去壳，去核。

2 锅内加适量清水烧开，放入红豆、大米，大火煮开后转小火。

3 煮40分钟至粥软烂，再加入荔枝略煮，放白糖搅匀即可。

养人功效 红豆可健脾养胃、和气补血，使人面色红润；荔枝可促进人体的血液循环，防止雀斑的产生，令皮肤更加光滑。二者和大米搭配煮粥，具有祛斑美白、红润肌肤的功效。

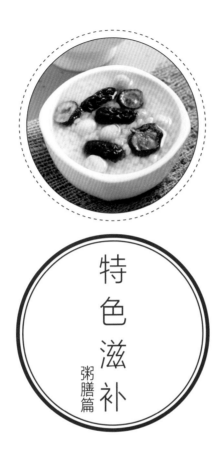

特色滋补
粥膳篇

Part 6　广东粥

—— 用心慢慢熬煮的滋补养身粥

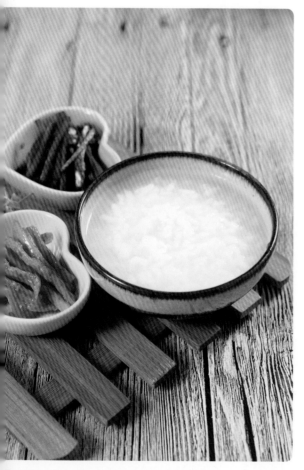

养胃佳品

潮汕白粥

◎ 材料 大米100克，萝卜、芥菜各100克。

◎ 调料 盐适量。

● 做法

1 把萝卜、芥菜洗干净，用热水稍微煮过，加适量盐，腌制2~3天，在通风的地方晾干；大米洗净，浸泡30分钟，沥干，加油拌匀。

2 锅内加适量清水烧开，加入大米大火煮开，转小火熬煮，不时搅拌，防止溢锅，待粥熟关火，至上面浮起一层粥浆，如胶似脂。

3 食用时，搭配萝卜脯、芥菜即可。

> **特色之处** 吃潮汕白粥时，要趁热，端一碗白粥，咸菜、菜脯、乌橄榄、豆干、咸鸭蛋、卤蟹仔、卤蚬、炸花生、腌青瓜、橄榄菜、熟鱼等"杂咸"，都可以当配菜。菜脯是潮汕地区比较独特的，和咸菜的区别是，咸菜会连水分腌制，咸味清淡但入味；菜脯要去除水分来腌制，吃起来干爽咸鲜。大米洗净沥干后拌油，能让米迅速绽开，口感更香滑。

广东南瓜红米粥

◎ 材料 红米50克，南瓜100克，红枣5枚，红豆20克。

◎ 调料 蜂蜜5克。

● 做法

1 红米、红豆洗净后用水浸泡4小时；南瓜去皮去瓤，洗净，切小块；红枣洗净，去核。

2 锅内加适量清水烧开，加入红米、红豆、大火煮开后转小火煮40分钟，加红枣、南瓜块煮至米烂豆软，凉温，加蜂蜜调味即可。

养人功效 红米含有丰富的淀粉、植物蛋白质和铁质，可补充消耗的体力，有补血及预防贫血的功效，能有效舒缓疲劳、精神不振和失眠等症状；南瓜具有补中益气、消炎止痛的作用。

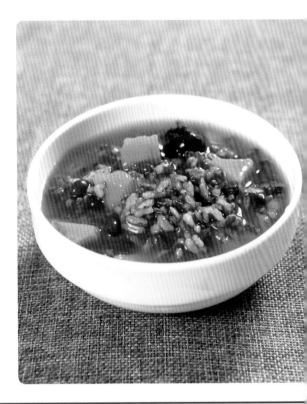

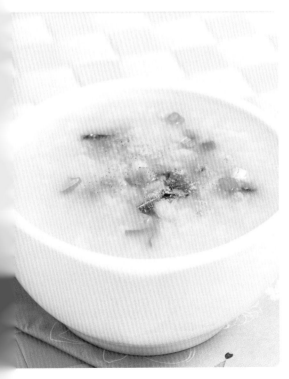

清热消炎，滋补健身

皮蛋瘦肉粥

◎ 材料 大米100克，猪瘦肉50克，皮蛋1个。

◎ 调料 葱末、料酒各5克，盐、胡椒粉各3克。

● 做法

1 大米洗净，浸泡30分钟；皮蛋去壳，切丁。

2 猪瘦肉洗净，入开水锅中，加料酒煮熟，切丝。

3 锅内加适量清水烧开，加入大米，大火煮开。

4 继续煮30分钟，加入盐、皮蛋丁、熟猪肉丝搅匀，煮开，撒上胡椒粉、葱末即可食用。

Part 6

广东粥——用心慢慢熬煮的滋补养身粥

咸骨咸蛋芥菜粥

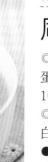

◎ **材料** 排骨200克，咸蛋20克，大米、芥菜各100克。

◎ **调料** 姜片、盐各5克，白糖2克。

● **做法**

1 大米洗净，用水浸泡30分钟；排骨洗净，沥干水分，用盐腌30分钟；将咸蛋打开，切块；芥菜洗净，瓣开。

2 锅内加适量清水烧开，加入大米、腌好的排骨、姜片，大火煮开之后转小火熬煮1小时，加入咸蛋、芥菜稍煮，加白糖调味即可。

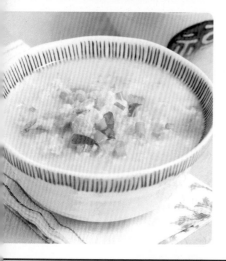

状元及第粥

◎ **材料** 大米100克，猪肉片、猪肝片、猪肚块、猪腰片各25克，油条碎20克。

◎ **调料** 淀粉、料酒、姜末、香菜末、葱末各5克，盐4克。

● **做法**

1 大米洗净，用水浸泡30分钟；猪肝片加适量淀粉抓匀；将猪肉片、猪肝片、猪肚块和猪腰片放入加了少量盐、料酒、姜末的沸水中焯熟。

2 锅内加适量清水烧开，加入大米煮开后转小火煮30分钟，加猪肉片、猪肝片、猪肚块、猪腰片煮开，加盐、油条碎、香菜末、葱末搅匀即可。

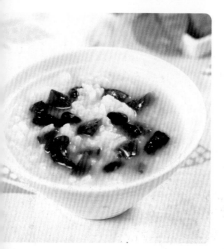

叉烧皮蛋粥

◎ **材料** 大米100克，蚝豉80克，皮蛋75克，叉烧肉50克。

● **做法**

1 大米洗净，浸泡30分钟；蚝豉用水浸开，洗净；皮蛋去壳，切小块。

2 锅中加入适量水烧开，加入大米，大火煮开后加入蚝豉，转小火，煮40分钟后，加入叉烧肉、皮蛋块煮5分钟，加盐调味即可。

养人功效 叉烧肉可补肾养血，滋阴润燥；蚝豉可除去体内的有毒物质；皮蛋能刺激消化器官，增进食欲。搭配做粥，具有补肾养血、提高食欲的功效。

参芪羊肉粥

◎ 材料 大米100克，羊肉200克，人参2克，黄芪15克。

◎ 调料 老姜50克，料酒10克，盐3克，基础猪骨高汤适量。

● 做法

1 大米洗净，用水浸泡30分钟；羊肉洗净，切块，焯水捞出，用温水洗去浮沫；老姜洗净，用刀拍松；人参、黄芪洗净。

2 锅内倒入适量水和基础猪骨高汤烧开，加入大米，煮开后放入料酒、老姜、人参、黄芪、羊肉块，大火烧开后转小火煮1小时，加盐调味即可。

注：人参是补药，但宜小量长服，每日1~2克即可。青少年、高血压患者，及有实证、热证等的人都不应服用。

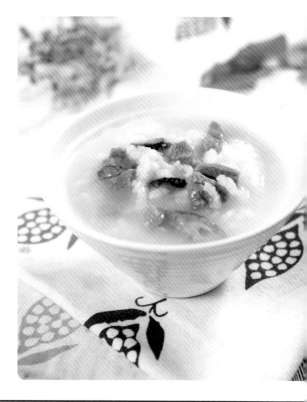

補肝肾，益精髓，止血化痰

虫草花鸡粥

◎ 材料 大米、鸡腿肉各100克，虫草花10克。

◎ 调料 葱末、姜丝、盐、香油、胡椒粉各3克，淀粉5克。

● 做法

1 大米洗净，用水浸泡30分钟；鸡腿肉切小块，加入姜丝、香油、淀粉腌渍30分钟；虫草花洗净后泡软。

2 锅内加适量清水烧开，加入大米，大火煮开后转小火。

3 煮20分钟后，加入虫草花、鸡肉块，继续煮20分钟，加盐、胡椒粉和葱末调味即可。

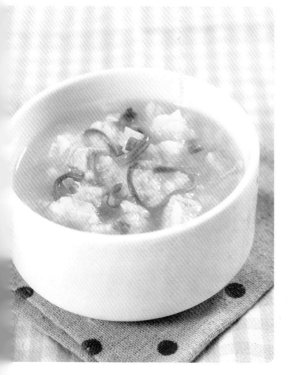

Part 6

广东粥——用心慢慢熬煮的滋补养身粥

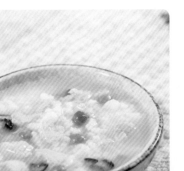

生滚滑鸡粥

◎ 材料 鸡腿肉、大米各100克，鸡蛋1个，鲜香菇20克，鲜豌豆粒10克。

◎ 调料 鸡汤200克，酱油、蚝油各3克，胡椒粉、盐各2克。

● 做法

1 鸡腿肉洗净，切成小块，加酱油、蚝油腌渍10分钟；大米洗净，用水浸泡30分钟；鲜豌豆粒洗净；香菇洗净，切丁。

2 锅内加适量清水烧开，加入大米，煮开后加入鸡汤，大火煮开后转小火。

3 煮30分钟后，加入鸡块、香菇丁、鲜豌豆粒搅匀，继续煮20分钟，打入鸡蛋，搅成蛋花即可。

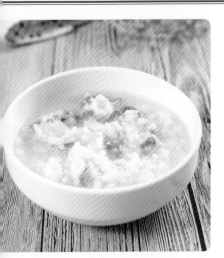

粤式生料粥

◎ 材料 鸡杂50克，鸡蛋1个，大米100克。

◎ 调料 姜丝、白糖、生抽、盐各3克，米酒5克。

● 做法

1 将大米洗净，用水浸泡30分钟；将鸡杂洗净，切细丝，放白糖、米酒、生抽、姜丝腌渍1小时。

2 锅内加适量清水烧开，加入大米，煮开后转小火。

3 熬煮40分钟后，转大火将粥煮滚后放入鸡杂丝。

4 待鸡杂变色，放盐调味，将鸡蛋打散放入，烫熟即可。

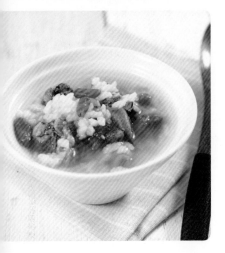

茶树菇枸杞乌鸡粥

◎ 材料 乌鸡300克，大米100克，茶树菇30克，枸杞子5克。

◎ 调料 盐、葱段各3克，姜片5克，料酒适量。

● 做法

1 乌鸡去内脏，洗净，剁小块；大米洗净，浸泡30分钟；枸杞子洗净；茶树菇泡软，切段。

2 乌鸡块冷水下锅，待水开后撇去浮沫，放入茶树菇段、葱段、姜片、料酒。

3 大火烧开后，加入大米，转小火熬煮1小时后，放入枸杞子稍煮，加盐调味即可。

潮汕砂锅粥

◎ 材料 大米100克，净基围虾肉80克，水发海米10克，冬菜20克。

◎ 调料 姜末5克，盐3克，胡椒粉少许。

● 做法

1 大米洗净，用水浸泡30分钟；虾洗净、切段；海米洗净；冬菜洗净，切细。

2 锅内加适量清水烧开，放入大米，大火煮开后转小火。

3 煮40分钟，加入海米、虾肉段、冬菜，继续煮3分钟，加入姜末、胡椒粉、盐调味即可。

特色之处 潮汕砂锅粥是潮汕地区专用砂锅煮出来的特色咸香粥品，鲜美异常，还有股淡淡的清香，是遍布广州街头的传统美食，现已成为一种时尚饮食，风靡全国。其最大特点是现吃现煲，用米考究，用料鲜美多样。

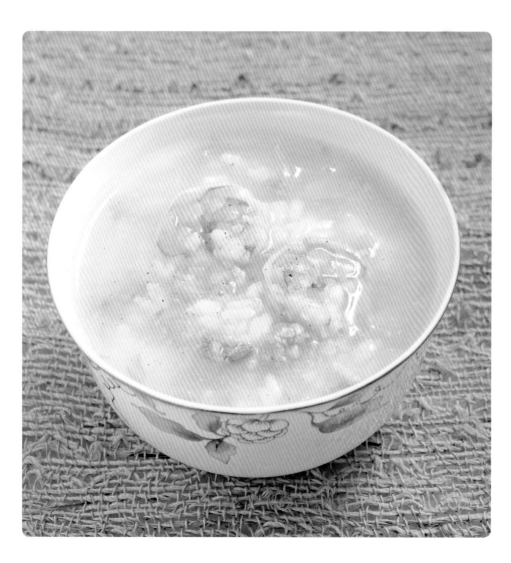

改善肝脏功能

广州艇仔粥

◎ 材料 大米100克，鲜鱿鱼80克，猪肉皮、烧鸭肉各50克，猪肚30克，油炸花生仁、干贝各25克。

◎ 调料 葱末、姜末、酱油各5克，盐4克。

● 做法

1 大米洗净后用水浸泡30 分钟；鲜鱿鱼洗净，切丝，焯烫至熟；猪肚洗净，切碎；干贝去除老筋，用温水泡开，撕碎；

猪肉皮洗净，切丝，煮熟烂；烧鸭肉切小块。

2 锅内加水煮开，再加大米、干贝、猪肚碎，待再次煮开后用小火煮至粥成，加盐调味。

3 将鱿鱼丝、猪皮丝、烧鸭肉块、花生仁碎放大碗内，将煮好的粥倒入碗中，再加酱油、姜末、葱末拌匀即可。

特色之处 艇仔粥是一种广东粥品，又称"荔湾艇仔粥"，原本是一种在小艇专供的粥。但因其原料多而不杂、口感鲜美、绵软润滑而受到人们喜爱，便渐渐地成为当地特色粥品。现在在广州、香港以至海外各地的广东粥品店，艇仔粥都是必备的粥品。

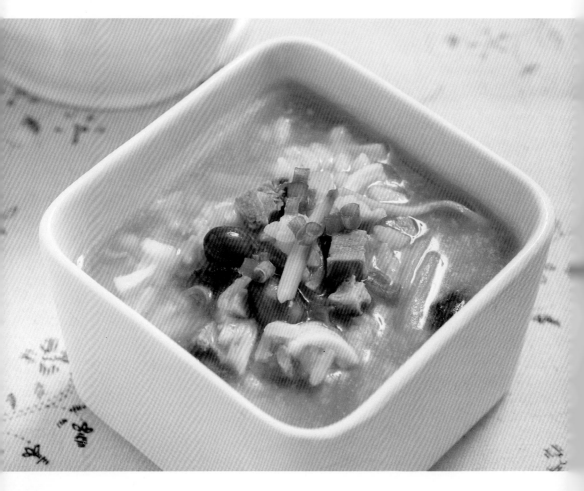

干贝牛蛙粥

◎ 材料 牛蛙、大米各100克，胡萝卜30克，干贝50克。

◎ 调料 盐3克，料酒2克。

● 做法

1 牛蛙清洗干净，切成块，加入盐、料酒腌渍；胡萝卜洗净，切成丝；干贝去除老筋，用温水泡开，撕碎；大米洗净，用水浸泡30分钟。

2 锅内加适量清水，加入大米与干贝，大火煮开后转小火。

3 煮40分钟后加入胡萝卜丝、加入腌渍好的牛蛙，煮10分钟即可。

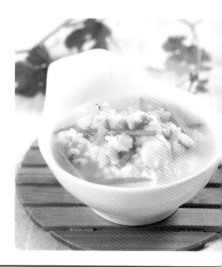

干鱿虾蟹粥

◎ 材料 大米、虾仁各100克，大闸蟹200克，干鱿鱼、玉米粒各50克。

◎ 调料 盐、姜丝、料酒各3克。

● 做法

1 干鱿鱼洗净后用水浸泡1夜，切段；大米洗净，用水浸泡30分钟；玉米粒焯水煮熟捞出；螃蟹洗净，去杂，切小块；虾仁洗净，切段。

2 锅内加适量清水烧开，加入大米，大火煮开后转小火。

3 煮40分钟后加入玉米粒、螃蟹块、鱿鱼段和姜丝。

4 继续煮5分钟，放入虾仁段稍煮，加盐调味即可。

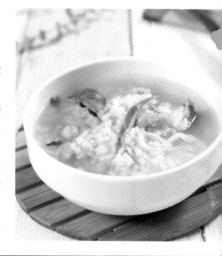

膏蟹粥

◎ 材料 大米100克，膏蟹200克。

◎ 调料 盐、白糖、胡椒粉、香油、姜丝各3克。

● 做法

1 膏蟹洗净、分解、切小块，撒上少许盐、胡椒粉腌渍；大米洗净，用水浸泡30分钟。

2 锅内加适量清水，加入大米，大火煮开后转小火熬煮。

3 煮40分钟后待粥煮至黏稠，放入蟹块、姜丝。

4 继续煮10分钟，加盐、白糖调味，滴上香油即可。

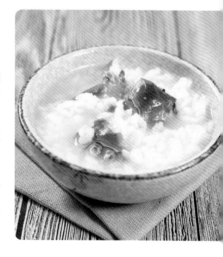

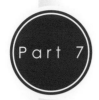

Part 7　其他地方粥

——舌尖上的家乡味道

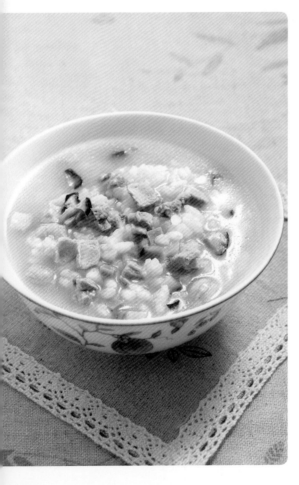

养阴补虚

福建鸭羹粥

◎ 材料 糯米100克，鸭胸肉150克，火腿30克，花生仁50克，水发香菇40克。

◎ 调料 清汤300克，黄酒15克，盐3克。

● 做法

1 糯米洗净，用水浸泡4小时；鸭胸肉洗净，切小丁，焯水；香菇和火腿切成小丁；花生仁洗净。

2 将鸭肉丁盛出放入碗中，加入黄酒及清汤，上锅蒸2小时。

3 锅内加适量清水烧开，加入糯米、火腿丁、香菇丁、花生仁和鸭肉丁，用大火烧开后，转小火熬成烂粥，加盐调味即可。

养人功效　鸭羹粥是福建的特色粥品，可以滋补养阴、补虚劳，而且脂肪低，易消化。

小绍兴鸡粥

◎ 材料 大米100克，三黄鸡1只。

◎ 调料 酱油、白糖、葱末、姜末各5克，香油适量。

● 做法

1 大米洗净，用水浸泡30分钟；三黄鸡洗净，去内脏。

2 锅内加适量清水烧开，加入葱末、姜末煮开，放入鸡，煮开后转小火。

3 继续煮20分钟，将鸡翻面，煮到鸡浮起后捞出，放入冷水中浸泡、洗净，沥干，然后将香油涂满外皮。

4 将鸡汤中的葱末、姜末捞出后加入大米，煮至黏稠成粥。

5 另起一锅制作蘸料，放入酱油，加适量水、白糖、姜末煮开，倒入碗中，冷却后加入葱末；将鸡切成条状，装盘即可。

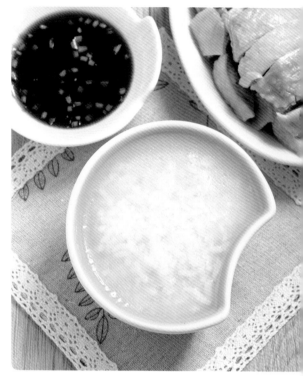

苏州糖粥

◎ 材料 大米、糯米各50克，糯米粉、红豆沙各30克。

◎ 调料 姜片3克，糖桂花5克，盐2克。

● 做法

1 糯米洗净，用水浸泡4小时；大米洗净，用水浸泡30分钟。

2 将糯米、大米和姜片一起煮成黏稠的粥。

3 糯米粉和水混合，边加热边搅拌，煮成糊状后加入糖桂花和红豆沙，继续搅拌。

4 豆沙化了之后撒一点盐，把搅拌好的豆沙糊浇到粥上即可。

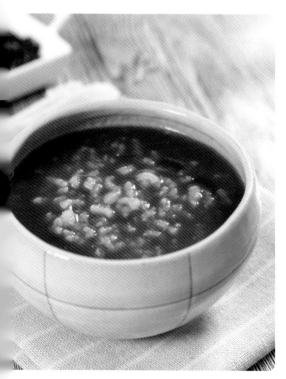

Part 7

其他地方粥——舌尖上的家乡味道

滋阴补虚

湖北八卦粥

◎ 材料 龟肉250克，大米100克，核桃仁25克。

◎ 调料 葱段、姜片、花椒、盐各5克，猪油、香油各适量。

● 做法

1 龟肉洗净，切块；大米洗净，浸泡30分钟；核桃仁洗净。

2 锅置火上，加入猪油烧热，放入葱段、姜片炸香，放入龟肉块和核桃仁，淋上香油，煸炒5分钟，加盐炒香，倒入锅中，加适量清水，大火烧开，煨2小时，加入大米，煮至米烂粥稠即可。

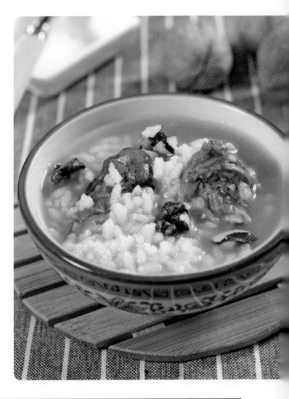

> **养人功效** 湖北一带的群众，素有将龟煨汤的习俗。因龟甲形似八卦，故此粥又称为八卦粥。中医认为，龟肉性平，味甘、咸，有滋阴降火、补阴血、强筋骨的功效。

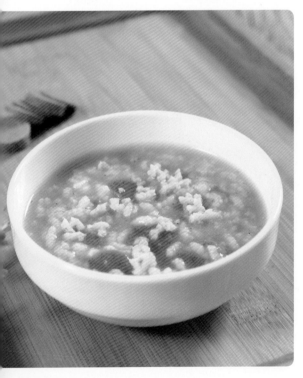

厚肠胃，助消化

湖北特色锅巴粥

◎ 材料 大米、小米锅巴各30克，干山楂片20克。

◎ 调料 白糖3克。

● 做法

1 将小米锅巴掰碎；干山楂片洗净；大米洗净，用水浸泡30分钟。

2 锅内加适量清水烧开，加入大米和山楂片，大火煮开后转小火。

3 至粥将成时，加入小米锅巴碎、白糖搅匀即可。

> **养人功效** 湖北的锅巴粥是用土灶煮出的好味道。其中，锅巴的做法是关键：做米饭时，掌握好火候，不大也不小，待米饭熟，盛出饭，锅底就会留一个漏斗形的大锅巴了。

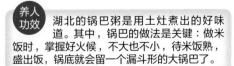

东北大碴子粥

◎ 材料 玉米碴100克，饭豆50克。

◎ 调料 小苏打少许。

● 做法

1 玉米碴和饭豆洗净，分别用水浸泡4小时。

2 锅内加适量清水烧开，放入玉米碴和饭豆，大火烧开。

3 用中火继续煮，期间用勺子时不时地搅拌一下，加少许小苏打，煮到粥稠豆烂即可。

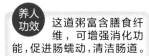

养人功效 这道粥富含膳食纤维，可增强消化功能，促进肠蠕动，清洁肠道。

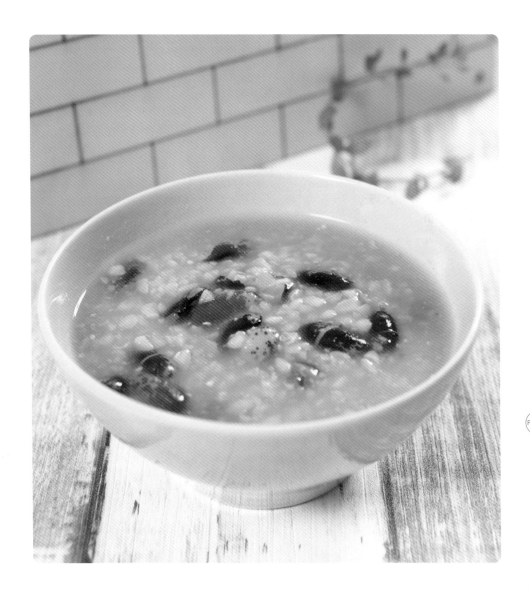

Part 7

其他地方粥——舌尖上的家乡味道

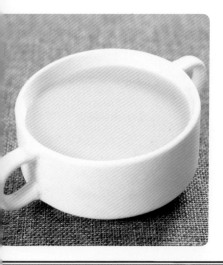

健脾利湿

枣庄粥

◎ 材料 黄豆、小米各50克。

● 做法

1 黄豆洗净,浸泡4小时;小米洗净。

2 将黄豆和小米用石磨或机器磨成浆。

3 将打好的浆放入锅中,大火烧开即可。

特色之处 在枣庄地区,只要一提到粥,肯定是这种,而不是广义上的稀饭。枣庄粥醇厚细腻,夹杂着浓浓的豆香和米香。经典的搭配是油条,掰成一段一段泡在粥里,慢慢享用一份醇厚和安宁。

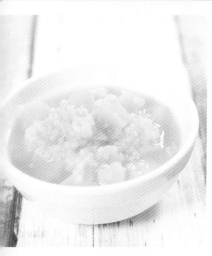

滋阴强身

山西土豆稠粥

◎ 材料 小米75克,土豆50克。

● 做法

1 小米洗净;土豆洗净,去皮,切小块。

2 锅内加适量清水(水要比平时少10%),放入小米、土豆块大火烧开,转小火熬煮成粥即可。

特色之处 土豆稠粥介于粥与饭之间,熬煮方法与小米粥类似,只不过米要多下些、水要适当少点。煮好的稠粥出锅时,要不停搅拌,使其格外黏稠。在山西,小孩子吃的时候会将一勺稠粥放碗里,颠一颠,让其成圆球。这样吃起来更有趣。

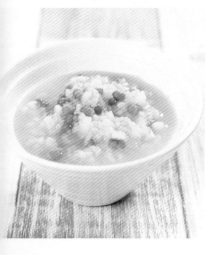

补中益气,延年益寿

山西寿阳珍珠粥

◎ 材料 小米50克,大米、绿豆各30克。

● 做法

1 小米洗净;绿豆洗净,浸泡4小时;大米洗净,用水浸泡30分钟。

2 锅内放大米、小米、绿豆和适量清水,大火烧开,转小火熬煮至米烂粥熟即可。

特色之处 清道光年间,道光帝到山西寿阳避暑时品尝过此粥,称其"晶莹鲜绿,如珍珠一般",由此流传开来。

健脾胃，化积食

北京大麦米粥

◎ 材料 大麦米80克，豇豆30克。

◎ 调料 红糖适量。

● 做法

1 将大麦米洗净，浸泡4小时；豇豆洗净，切小段。

2 锅中放入适量清水、大麦米和豇豆段，大火烧开，撇去浮沫，用小火熬60分钟，其间不断用勺搅动，待熬到大麦米开花、豇豆段熟烂、粥黏稠时，加红糖搅匀即可。

 养人功效 大麦米中含有的可溶性膳食纤维 β - 葡聚糖，可有效降低血液中的胆固醇，促进肠蠕动，辅助治疗便秘。搭配豇豆做成的这道粥有健脾胃、化积食的作用。

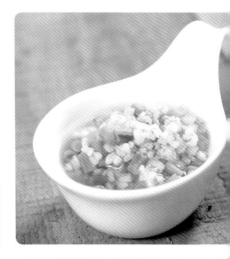

补中益气，利小便

北京豌豆粥

◎ 材料 豌豆（最好用张家口地区产的）150克。

◎ 调料 红糖、白糖各10克，糖玫瑰、糖桂花各2克。

● 做法

1 将豌豆洗净，用水浸泡4小时；糖桂花、糖玫瑰分别加入少许清水调成汁。

2 锅中放入适量清水、豌豆，大火煮开，转小火熬煮3小时。

3 先在碗中放入红糖、白糖，盛上豌豆粥，撒上糖桂花汁和糖玫瑰汁搅匀即可。

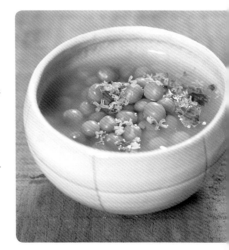

益气补中

东乡族罗波粥

◎ 材料 青稞、小麦、蚕豆、扁豆、鲜玉米粒各20克，猪肉50克。

◎ 调料 肉汤适量。

● 做法

1 青稞、小麦、蚕豆、扁豆分别洗净，浸泡4小时；鲜玉米粒洗净；猪肉洗净，切块。

2 锅内放肉汤、青稞、小麦、蚕豆、扁豆、鲜玉米粒和适量清水大火烧开，小火熬煮1小时，加猪肉块煮熟即可。

 特色之处 罗波粥是东乡人特制的肉粥，寓有对当年五谷丰登的祝愿。

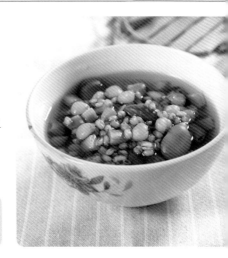

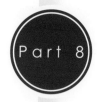

Part 8 私房宴客粥

—— 惊艳朋友和访客的味蕾

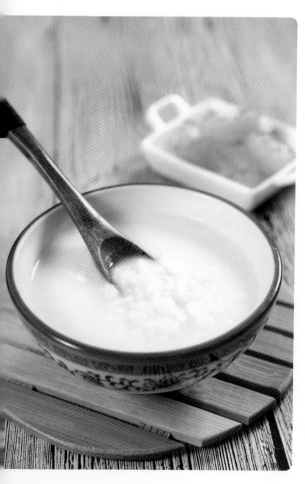

排毒养颜，益寿

民国美龄粥

◎ 材料 黄豆、糯米、山药各30克，大米100克，橘子20瓣。

◎ 调料 盐、柠檬汁、冰糖各3克。

● 做法

1 将大米洗净，用水浸泡30分钟；将糯米洗净，用水浸泡4小时。

2 黄豆洗净，浸泡4小时，用豆浆机做出500克左右的豆浆，混入少量清水。

3 山药洗净，上锅蒸熟，再将蒸好的山药放凉，去皮，压成山药泥。

4 锅内加适量清水烧开，放入大米、糯米、山药泥和豆浆，煮开后转小火熬煮至浓稠，加入冰糖煮5分钟，至冰糖化开，加盐调味，滴入柠檬汁，搭配橘子瓣即可。

养人功效 豆浆能调节雌激素，橘子中含的维生素C能美容护肤，山药可生津益肺，搭配做粥，能养颜美容，排毒瘦身，延年益寿。

滋养肝肾

荷香五仁粥

◎ 材料 大米20克，糯米50克，熟黑芝麻碎、熟白芝麻碎、瓜子仁、熟花生仁、腰果仁各10克，荷叶1张。

◎ 调料 冰糖5克。

● 做法

1 大米洗净，用水浸泡30分钟；糯米洗净，浸泡4小时；熟花生仁、腰果仁用刀压碎；荷叶洗净，加水煎汁。

2 锅内加适量清水、荷叶汁烧开，倒入大米、糯米，煮开后转小火熬煮。

3 煮40分钟后，加冰糖煮至化开，倒入花生仁碎、瓜子仁、腰果仁碎、熟黑芝麻碎、熟白芝麻碎，搅匀即可。

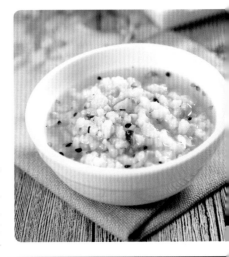

疏肝和胃，化痰

绿萼梅山药冰糖糯米粥

◎ 材料 糯米50克，鲜绿萼梅花、大米各10克，山药70克，荷叶汁适量。

◎ 调料 冰糖5克。

● 做法

1 糯米洗净，浸泡4小时；绿萼梅花去杂质，洗净；大米洗净，浸泡30分钟；山药去皮洗净，切厚片。

2 锅内加适量清水、荷叶汁煮开转小火，放绿萼梅花煮10分钟，捞去花瓣留汁。

3 另起一锅，加水烧开，放糯米、大米煮开后转小火熬煮40分钟，放山药煮20分钟，放绿萼梅荷叶汁小火继续煮5分钟，放冰糖煮至化开即可。

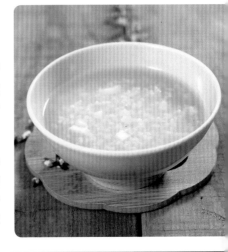

补血养胃

红枣红糖黑糯米粥

◎ 材料 黑糯米100克，红枣10枚，桂圆肉10克。

◎ 调料 红糖5克。

● 做法

1 黑糯米洗净，用水浸泡4小时；红枣洗净，去核；桂圆肉洗净备用。

2 锅内加适量清水烧开，加入黑糯米、红枣和桂圆肉，大火煮开后转小火熬煮。

3 煮1小时后，加红糖搅匀即可。

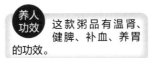

养人功效 这款粥品有温肾、健脾、补血、养胃的功效。

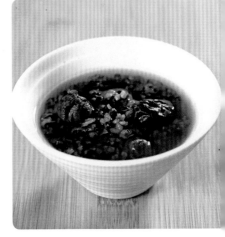

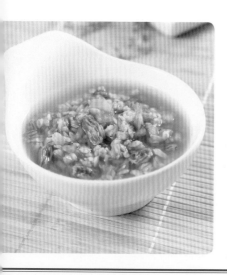

排毒，暖身

苹果肉桂麦片粥

◎ 材料 燕麦片50克，肉桂粉20克，苹果100克，葡萄干10克。

◎ 调料 蜂蜜适量。

● 做法

1 苹果洗净，去皮、核，切小块。

2 锅中倒水烧开，加入燕麦片和苹果块，略加搅拌，转为小火熬煮，加葡萄干煮5分钟，撒上肉桂粉关火，凉至温热，淋上蜂蜜搅匀即可。

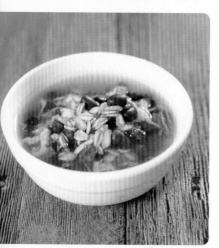

瘦身，美容

鸡蛋麦片红豆粥

◎ 材料 红豆、燕麦片各30克，鸡蛋1个。

● 做法

1 红豆洗净后用水浸泡4小时；葡萄干洗净。

2 锅内加适量清水烧开，加入红豆大火煮开后转小火。

3 煮40分钟，加入燕麦片煮开，打入鸡蛋，用筷子迅速搅散。

4 略煮几分钟即可。

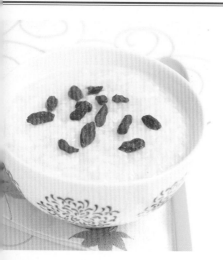

清暑，散瘀

荷叶大米粥

◎ 材料 大米100克，枸杞子8克，干荷叶1张。

◎ 调料 白糖5克。

● 做法

1 大米淘洗干净，用水浸泡30分钟；枸杞子洗净；干荷叶洗净，切片。

2 锅置火上，加适量清水烧沸，放入大米，用大火煮沸，改小火煮到米粒裂开，加入干荷叶片、枸杞子同煮。

3 待米粒软烂，挑出荷叶，盛出。食用时加白糖调味即可。

增强体力，预防肠癌

抹茶麦片粥

◎ 材料 燕麦片100克，牛奶200克，香蕉1根，牛油果50克。

◎ 调料 抹茶粉、白糖各3克。

● 做法

1 香蕉剥皮，切小块；牛油果剥皮，去核，切小块。

2 锅内加适量清水烧开，加入燕麦片烧开，转小火煮10分钟。

3 另起一锅，加入牛奶、抹茶粉，加热到彻底呈深绿色液体。

4 把抹茶牛奶倒入燕麦锅中，大火稍煮，加入白糖、香蕉块、牛油果块搅匀即可。

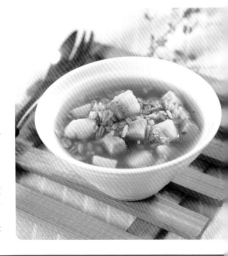

和胃安神

红豆小米燕麦红枣粥

◎ 材料 红豆、小米各30克，燕麦20克，红枣6枚。

◎ 调料 冰糖5克。

● 做法

1 红豆、燕麦洗净后用水浸泡4小时；小米洗净；红枣洗净，去核。

2 锅内加适量清水，加入燕麦、小米、红豆，大火煮开后转小火。

3 煮50分钟后，加入红枣，煮15分钟，至粥软烂，加入冰糖煮5分钟至冰糖化开即可。

 这道粥可和胃安神，改善血液循环，预防骨质疏松。

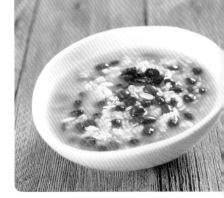

益气养血

栀子花枸杞小米粥

◎ 材料 小米50克，栀子花8克，枸杞子5克。

◎ 调料 冰糖5克。

● 做法

1 将小米洗净；栀子花用淡盐水浸泡20分钟，洗净；枸杞子洗净。

2 锅中放适量水，放入小米，大火煮开后转小火。

3 继续煮20分钟后，放入枸杞子、栀子花、冰糖，煮5分钟至冰糖化开即可。

 栀子花富含膳食纤维，可预防痔疮和直肠癌；枸杞子有明目的功效，小米可和胃养胃，益气补血。

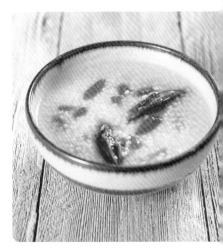

养血调经

芍药花粥

◎ 材料 大米80克，芍药花8克。

● 做法

1 将大米洗净，用水浸泡30分钟；芍药花洗净。

2 锅内加水烧开，加入大米，大火煮开后转小火熬煮30分钟后，加芍药花煮10分钟即可。

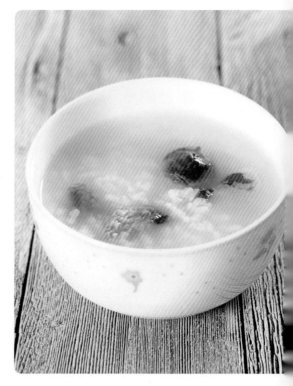

养人功效 这道粥能养血调经，辅治肝气不调、血气虚弱而见胁痛烦躁、经期腹痛等症。

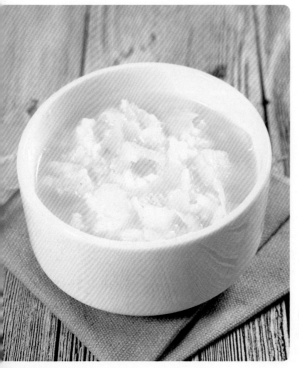

滋阴固肾

花胶鲫鱼糯米粥

◎ 材料 花胶30克，大米70克，糯米30克，鲫鱼肉100克。

◎ 调料 姜末、盐各3克。

● 做法

1 花胶浸泡30分钟后剪成短段；鲫鱼肉切片；大米洗净，浸泡30分钟；糯米洗净，浸泡4小时。

2 锅内加适量清水烧开，加花胶段大火煮开，加大米、糯米、姜末大火烧开，转小火熬煮40分钟，放鲫鱼肉煮10分钟，加盐调味即可。

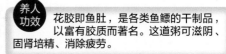养人功效 花胶即鱼肚，是各类鱼鳔的干制品，以富有胶质而著名。这道粥可滋阴、固肾培精、消除疲劳。

滋阴补肾，和胃调中

干贝冬菇肉蓉粥

◎ 材料 大米、猪肉各100克，干贝20克，干香菇2朵。

◎ 调料 盐、姜丝各3克，白糖1克，淀粉2克。

● 做法

1 大米洗净，用水浸泡30分钟；干贝去除老筋，用温水泡开，撕碎；干香菇泡软、切丁；猪肉切成末，调入盐、白糖、淀粉拌匀。

2 锅内加适量清水烧开，加入大米，大火煮开后转小火，煮30分钟至米软烂，加入香菇丁、干贝碎，继续煮10分钟。

3 倒肉末打散，煮5分钟，加入姜丝稍煮即可。

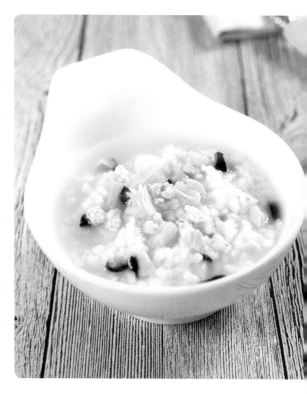

强身健体

粥底火锅

◎ 材料 大米 100 克，各类涮菜（海鲜、肉类、蔬菜随意）。

◎ 调料 盐4克。

● 做法

1 将大米捣碎，用植物油、盐拌匀，腌渍5分钟。

2 锅置火上加水，将腌好的大米放入锅中煮至水一层层往外翻滚时，从中心处舀出粥汤做火锅底。

3 锅底弄好后，就可以开始涮菜了，但是涮菜的顺序有些讲究，应按海鲜、肉类、蔬菜的顺序依次放入。

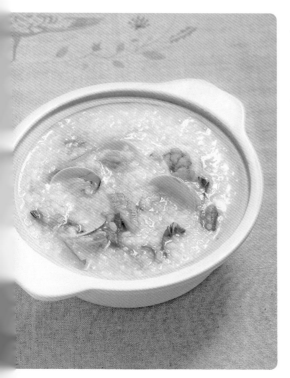

Part 8

私房宴客粥——惊艳朋友和访客的味蕾

皇家宫廷粥

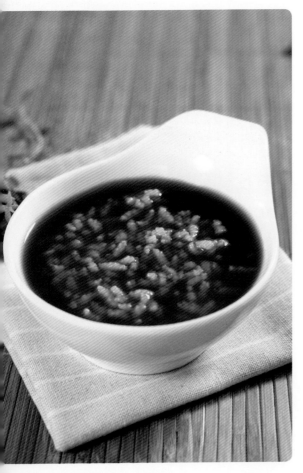

延年益寿，补血乌发

宫廷仙人粥

◎ 材料 制何首乌5克，大米60克，红枣5枚。

◎ 调料 红糖适量。

● 做法

1 将制何首乌煎取浓汁，去渣；大米洗净，浸泡30分钟；红枣洗净去核，煎取汁液。

2 将制何首乌汁同大米、红枣汁、适量清水同入砂锅熬粥，待粥将熟时放入红糖，稍煮即可。

注：制何首乌的养生剂量为每天5~10克，过量危害身体健康。

养人功效 "仙人粥"最早出现在明代著名医家高濂所著《遵生八笺》中，该品可以延年益寿，补血乌发，使人容光焕发。最长寿皇帝乾隆到了老年后，非常喜欢这款粥品，故后世人又将本方称为"宫廷仙人粥"。何首乌有生用、制用之分。制何首乌补肝肾，益精血，生何首乌有解毒、润肠通便之功。配以养脾和胃、益气生津的红枣，化食补血的红糖，能共奏补肝益脾、固精益肾、补血乌发之功。

荷叶莲子枸杞粥

◎ 材料 新鲜荷叶1张，新鲜莲蓬1个，大米、糯米各50克，枸杞子5克。

● 做法

1 大米洗净，浸泡30分钟；糯米洗净，浸泡4小时；荷叶洗净，放入冷水锅中，烧开，取汁；新鲜莲蓬洗净，剥开，去绿衣，取莲子；枸杞子洗净，浸泡。

2 锅内倒入煮荷叶的汁，加适量清水，放入大米、糯米，大火煮开，转小火熬煮至熟，放入莲子、枸杞子煮10分钟即可。

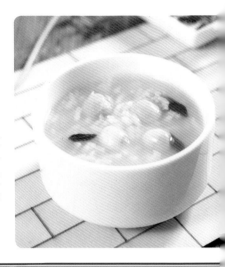

慈禧太后养生粥

◎ 材料 大米100克，干银耳、干百合、枸杞子各10克，红枣5枚，黄芪、党参各5克。

● 做法

1 将干银耳与干百合洗净，浸泡1小时，银耳去黄蒂，撕成小片，百合蒸熟；红枣、枸杞子、黄芪、党参洗净；大米洗净，浸泡30分钟。

2 将红枣、枸杞子、黄芪、党参加适量清水放入锅中，大火烧开，煮30分钟，去渣取汁。

3 锅中倒入熬好的汁、清水和大米烧开，再放入银耳、百合熬煮，至粥熟米烂即可。

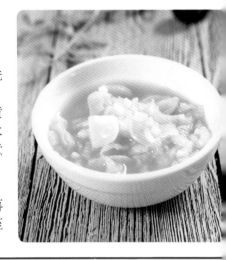

杏仁酸梅粥

◎ 材料 杏仁10克，酸梅6克，大米60克。

◎ 调料 冰糖15克。

● 做法

1 将杏仁用沸水焯去皮，除去尖，洗净；酸梅洗净；冰糖打碎；大米洗净，浸泡30分钟。

2 将杏仁、酸梅、大米、适量清水一同放入锅内，大火烧沸，转用小火煮40分钟，加入冰糖碎煮至化开即可。

 养人功效 这款粥膳有润肺止咳的功效，特别对阵咳（夜间尤甚）流涕等症有比较好的效果。

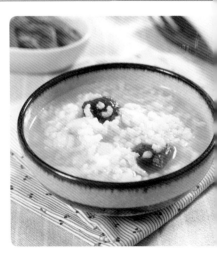

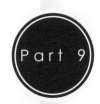

Part 9 粥店招牌粥

—— 进 店 必 点 的 美 味 粥 膳

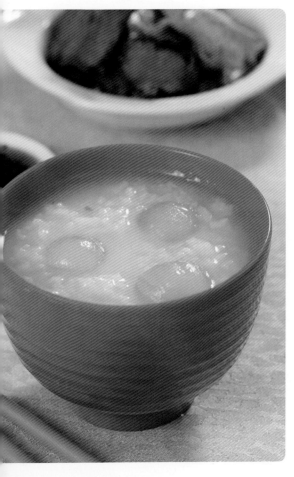

滋补气血

糯米桂圆粥

◎ 材料 桂圆肉20克，糯米100克。
◎ 调料 白糖5克。
● 做法

1 糯米洗净后用冷水浸泡4小时；桂圆肉去杂质，洗净。

2 锅内加适量清水烧开，加入糯米、桂圆肉，大火煮开后转小火。

3 煮40分钟，加白糖搅匀即可。

养人功效 桂圆的糖分含量很高，且含有能被人体直接吸收的葡萄糖，适宜体虚者。搭配糯米煮粥可以滋补气血。

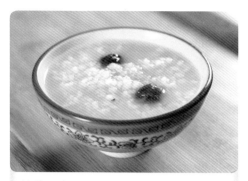

健脑，助眠

桂圆糙米促眠粥

◎ 材料 净桂圆肉20克，大米30克，糙米50克。

● 做法

1 大米洗净后用水浸泡30分钟；糙米洗净后用水浸泡4小时。

2 锅内加水烧开，放大米、糙米熬煮至粥黏稠，加桂圆肉稍煮即可。

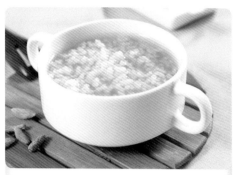

甘淡清热，益气和胃

麦冬竹叶粥

◎ 材料 麦冬30克，淡竹叶15克，大米100克，红枣6枚。

● 做法

1 大米洗净，浸泡30分钟；将麦冬、淡竹叶、红枣煎水，去渣取汁。

2 将大米和红枣麦冬竹叶汁放入锅中大火煮开，转小火熬煮至米粒软烂即可。

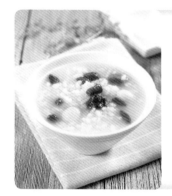

健脾养心，清肝明目

桂圆枸杞粥

◎ 材料 桂圆肉30克，莲子10克，大米100克，枸杞子5克。

● 做法

1 桂圆肉洗净；枸杞子洗净；莲子洗净后浸泡1小时；大米洗净，用水浸泡30分钟。

2 锅内加适量清水烧开，加大米、莲子煮至八成熟，加桂圆肉、枸杞子煮5分钟即可。

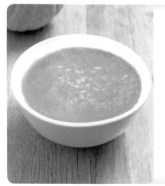

调节新陈代谢

糙米南瓜粥

◎ 材料 糙米100克，南瓜120克，干百合15克。

● 做法

1 干百合泡软，洗净；南瓜去皮、瓤，洗净，切块；糙米洗净，浸泡4小时。

2 锅内加适量清水烧开，加入糙米，大火煮开，15分钟后加入南瓜块，转小火熬煮至粥快熟时加百合，煮5分钟即可。

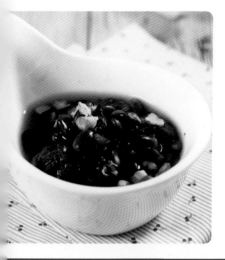

补血益气，开胃益中

五黑粥

◎ 材料 黑米100克，黑豆、黑枣、核桃仁、黑芝麻各30克。

● 做法

1 黑米、黑豆洗净后用水浸泡4小时；核桃仁洗净后，用刀压碎；黑枣洗净，去核。

2 锅内加适量清水烧开，加入黑米、黑豆，大火煮开后转小火。

3 煮1小时，加入黑枣、核桃仁碎和黑芝麻煮20分钟，至粥黏稠即可。

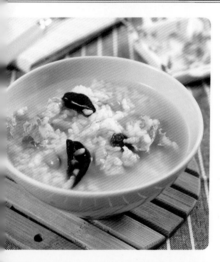

补充维生素和蛋白质

虾仁蔬菜粥

◎ 材料 大米100克，虾50克，水发木耳、生菜、鲜豌豆各30克。

◎ 调料 盐、胡椒粉各3克。

● 做法

1 大米洗净后用水浸泡30分钟；虾去头、壳，去虾线，洗净，切段；木耳洗净，切片；生菜洗净，切片；鲜豌豆洗净。

2 锅内加适量清水烧开，加入大米、鲜豌豆，大火煮开后转小火熬煮。

3 煮30分钟后，加入虾段、木耳，继续煮5分钟。

4 最后放入生菜片、盐、胡椒粉，搅匀即可。

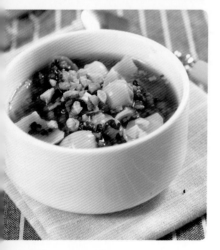

滋阴润肺，排毒养颜

莲子核桃黑米粥

◎ 材料 黑米100克，核桃仁30克，莲子50克，干百合15克。

◎ 调料 白糖5克。

● 做法

1 黑米洗净，用水浸泡4小时；莲子洗净，用水浸泡4小时；核桃仁洗净后，用刀压碎；干百合洗净，泡软。

2 锅内加适量清水烧开，加入莲子、黑米，大火煮开后转小火。

3 煮40分钟，加入核桃仁碎、百合煮10分钟，至米烂粥稠，加入白糖调味即可。

润肺止咳

雪梨银耳百合粥

◎ 材料 雪梨200克，大米100克，红枣6枚，干银耳、干百合各5克。

◎ 调料 冰糖5克。

● 做法

1 干银耳泡发，洗净，去黄蒂，撕小朵；雪梨洗净，连皮切块；大米洗净，用水浸泡30分钟；红枣洗净，去核；干百合洗净，泡软。

2 锅内加适量清水烧开，加入大米、银耳，大火煮开转小火。

3 煮30分钟，加入红枣、梨块、百合煮10分钟，加冰糖煮5分钟至冰糖化开即可。

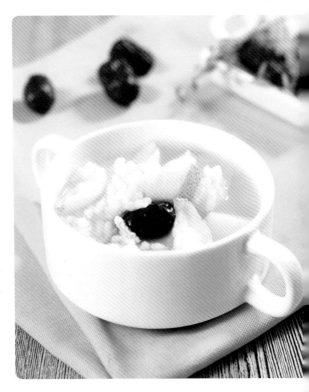

清热解毒

岩米鸡汁菜粥

◎ 材料 岩米80克，大米、油菜各50克。

◎ 调料 鸡汤200克，盐3克。

● 做法

1 岩米洗净后用水浸泡4小时；大米洗净，用水浸泡30分钟；油菜洗净后切细丝。

2 锅内加适量清水烧开，加入岩米，煮20分钟，把岩米捞出备用。

3 锅内加鸡汤、大米和适量清水煮20分钟，加入煮好的岩米一起煮开，加入油菜，再次煮开，加盐调味即可。

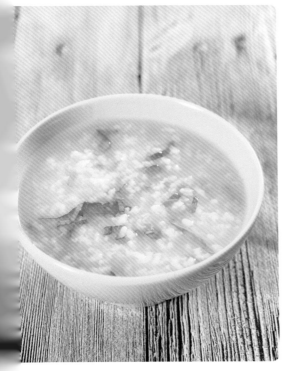

注：岩米得名因其生长在山崖洞谷的岩石缝隙内，四周雨雾缭绕。岩米富含蛋白质、维生素，特别是含有芦丁，对糖尿病、高血压、高脂血症等有辅助疗效，被称为米中"黄金"。

Part 9
粥店招牌粥——进店必点的美味粥膳

滋阴养血

窝蛋牛肉粥

◎ 材料 大米100克，牛肉50克，鸡蛋1个，油菜叶20克。

◎ 调料 盐、姜丝各5克，酱油、淀粉、料酒各适量。

● 做法

1 大米洗净，浸泡30分钟；牛肉洗净，切片，加姜丝、料酒、淀粉、盐、酱油、植物油腌渍10分钟；油菜叶洗净，切小片；鸡蛋洗净，磕入碗中，分开蛋清和蛋黄。

2 锅内加适量清水、大米烧开，煮30分钟，放入蛋清、拌好的牛肉片，加盐搅匀，放入油菜叶稍煮，至牛肉熟，加入蛋黄煮熟即可。

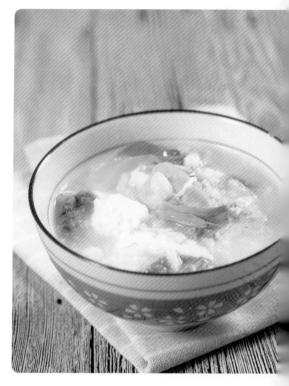

降低血脂

秋葵虾仁粥

◎ 材料 秋葵80克，鲜虾50克，猪肉40克，大米100克。

◎ 调料 姜碎、冬菜各5克，胡椒粉、香油、鱼露、盐各适量。

● 做法

1 秋葵洗净，切片；鲜虾洗净，去头、壳，去虾线，洗净，加少许盐腌渍；猪肉洗净，切碎；大米洗净，浸泡30分钟。

2 锅内倒适量清水，放入大米大火烧开，煮30分钟，加姜碎煮5分钟，再加入冬菜、鲜虾、猪肉碎稍煮，加入秋葵片煮1分钟，加鱼露、香油、胡椒粉调味即可。

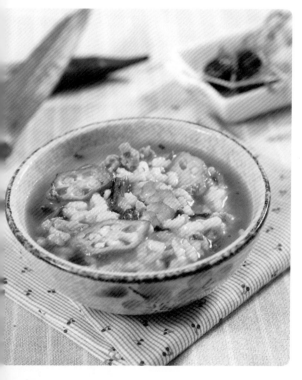

香甜五谷粥

◎ 材料 大米、红豆、薏米、绿豆、燕麦片各20克，黄桃50克，红枣5枚，枸杞子、桂圆肉各10克。

● 做法

1 大米洗净，浸泡30分钟；红豆、薏米、绿豆洗净，浸泡4小时；黄桃洗净，去皮，切块；红枣洗净，去核；枸杞子、桂圆肉洗净。

2 锅内放适量清水，放入大米、红豆、薏米、绿豆熬煮成粥，放入红枣、枸杞子、桂圆肉继续煮20分钟，加入燕麦片、白糖稍煮，加黄桃块略煮即可。

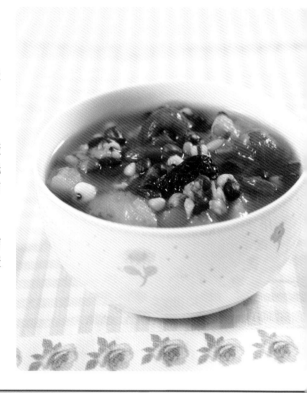

强心，软化血管

蓝莓山药粥

◎ 材料 大米、糯米各50克，山药60克，蓝莓20克。

◎ 调料 冰糖适量。

● 做法

1 大米洗净，浸泡30分钟；糯米洗净，浸泡4小时；山药洗净，去皮，切块；蓝莓洗净。

2 锅内放适量清水，放入大米和糯米大火煮开，小火熬煮成粥，加山药块、蓝莓熬煮10分钟，待其黏稠，放冰糖，煮至冰糖化开即可。

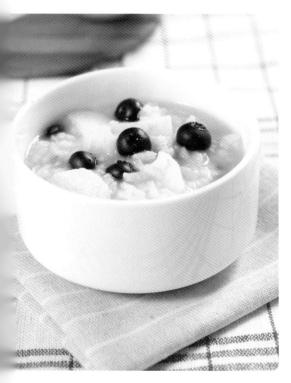

Part 9 粥店招牌粥——进店必点的美味粥膳

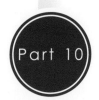

Part 10　剩饭剩菜做靓粥

——精打细算会过日子

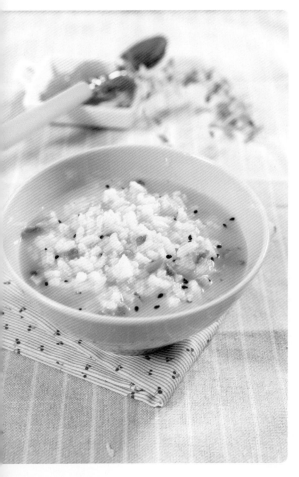

补充体力

五仁月饼粥

◎ 材料 五仁馅月饼3块，大米100克。

● 做法

1 将五仁馅的月饼掰开，取馅；大米洗净，用水浸泡30分钟。

2 锅中倒适量清水烧开，放入大米煮开后转小火熬煮至黏稠。

3 放入五仁月饼馅，大火煮开即可。

 养人功效 这道粥能帮助人体补充能量，恢复体力，消除疲劳，提高人体免疫力。

南瓜小米月饼粥

◎ 材料 小米40克，南瓜150克，糯米20克，月饼120克。

● 做法

1 糯米洗净，用水浸泡4小时；小米洗净；南瓜去皮去瓤，洗净，切小块；月饼切碎。

2 锅内加适量清水烧开，放入糯米和小米煮开，转小火煮30分钟，倒入南瓜块，煮10分钟。

3 待粥熟，放入月饼碎稍煮即可。

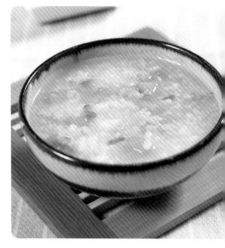

油条菜粥

◎ 材料 大米100克，油条40克，小番茄、胡萝卜、菜花各30克，海带结20克。

◎ 调料 姜、盐各3克。

● 做法

1 大米洗净后用水浸泡30分钟；油条切段；小番茄洗净，一切两半；菜花洗净，切小朵；胡萝卜洗净，切条；海带结洗净。

2 胡萝卜条与海带结一起焯水烫透备用。

3 锅中加入适量水烧开，放入大米，大火煮开后转小火熬煮。

4 煮40分钟之后，加入油条、小番茄、菜花、胡萝卜条、海带结及盐，煮熟即可。

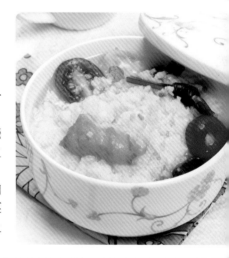

豆浆粥

◎ 材料 大米50克，豆浆500克。

● 做法

1 大米洗净，用水浸泡30分钟。

2 锅中加适量清水烧开，放入大米继续煮至滚时稍搅拌，改中小火熬煮。

3 煮30分钟后，加入豆浆继续煮片刻即可。

养人功效 豆浆富含蛋白质和钙等营养素，不仅可以增强饱腹感，补充优质蛋白质，还能缓解更年期症状。

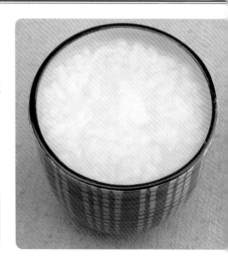

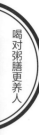

补肾虚，消水肿

鸭架粥

◎ 材料　鸭骨架半副，青菜20克，大米50克。

◎ 调料　姜片4克，料酒、盐、胡椒粉各3克。

● 做法

1 大米洗净，用水浸泡30分钟；青菜洗净后切段。

2 锅内加适量清水烧开，加入鸭骨架、姜片、料酒，大火烧开后转小火熬煮。

3 煮20分钟后，加入大米，继续煮至黏稠。

4 加入青菜段，煮2分钟，加盐、胡椒粉调味即可。

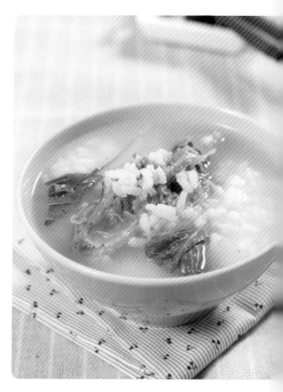

降压降脂

香菇肉末菜粥

◎ 材料　剩饭1碗，肉末、春笋各50克，鲜香菇30克，菜心100克。

◎ 调料　盐、香油3克。

● 做法

1 春笋、香菇洗净后切丝；菜心洗净，切末。

2 锅内加适量清水烧开，放入剩饭煮成粥，加入肉末，煮至变色。

3 放入香菇丝、笋丝，煮熟，放菜心末、盐、香油调味即可。

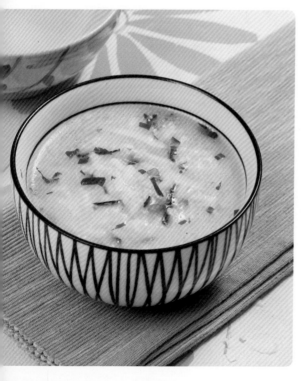

红豆腊肉粽子粥

◎ 材料 熟红豆腊肉粽子2个。

● 做法

1 将粽子剥去外皮。

2 锅内加适量清水烧开，放入粽子，一边用勺将粽子捣散、一边搅拌，煮开后转小火。

3 待汤汁变稠，熄火，盛出食用即可。

举一反三 粽子不局限于红豆腊肉的，其他猪肉馅、蛋黄馅、八宝馅、火腿馅等都可以做粥食用。这道粥血糖生成指数略高，糖尿病患者不宜食用。

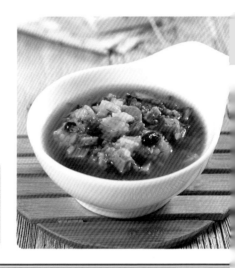

榄菜肉末四季豆粥

◎ 材料 榄菜肉末四季豆、剩饭各100克。

◎ 调料 盐2克。

● 做法

1 锅内加适量清水烧开，加入剩饭煮成粥。

2 加入榄菜肉末四季豆，大火煮滚后转小火熬煮10分钟。

3 加盐调味即可。

养人功效 这道粥有健脾开胃、助消化的作用。

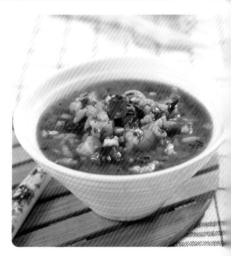

青椒瘦肉粥

◎ 材料 青椒炒瘦肉100克，剩饭100克。

◎ 调料 盐2克。

● 做法

1 锅内加适量清水烧开，加入剩饭煮成粥。

2 粥中加入青椒炒瘦肉，大火煮滚后转小火熬煮2分钟。

3 加盐调味即可。

养人功效 这道粥能起到补虚强身、滋阴润燥的效果。

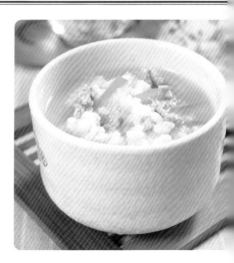

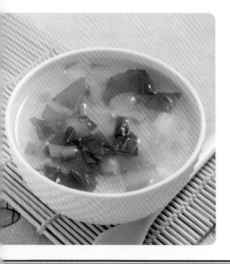

清热，去火，排毒

火腿白菜粥

◎ 材料 剩饭100克，小白菜、火腿各20克。

◎ 调料 盐适量。

● 做法

1 小白菜洗净，切段；火腿切丁。

2 锅置火上，倒入适量清水煮沸，放入剩饭煮成粥，放入火腿丁、小白菜段，继续煮5分钟，加入盐调味即可。

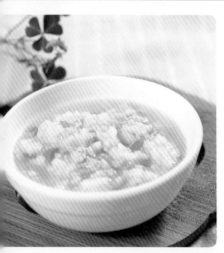

保护视力

胡萝卜肉末粥

◎ 材料 剩饭100克，瘦肉50克，胡萝卜30克。

◎ 调料 生抽、淀粉、盐、香油各3克，葱末、姜末各5克。

● 做法

1 胡萝卜去皮，洗净，切丁；瘦肉洗净，剁成末。

2 肉末里加入姜末、生抽、香油、淀粉抓匀。

3 锅内加适量清水烧开，加入剩饭煮成粥。

4 加入胡萝卜丁、肉末搅匀，继续煮至黏稠，加入盐和葱末调味即可。

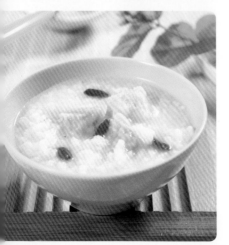

润肠养胃

海鲜剩饭粥

◎ 材料 剩饭100克，墨鱼丸、鱼饺各30克，枸杞子10克。

◎ 调料 盐、胡椒粉各3克。

● 做法

1 枸杞子洗净。

2 锅内加适量清水烧开，放入剩饭煮成粥。

3 粥中放入墨鱼丸、枸杞子、鱼饺，煮5分钟，撒入盐、胡椒粉调味即可。

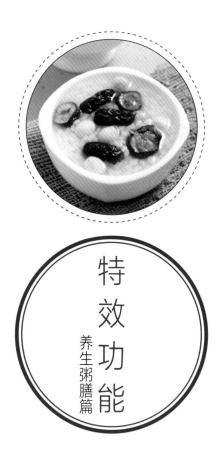

特效功能

养生粥膳篇

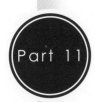

Part 11 滋养五脏粥

——五脏强则百病不生

养心

◎ **饮食原则**

红色食物最养心。在颜色中，心与红色相对，红色食物具有补血养心、消除血管内瘀血的作用，多吃红色食物可以安补心神。番茄、枸杞子、红豆、山楂、猪瘦肉、羊肉等都是很好的养心食物。

苦味，属于心的味道。在人体五脏中，心属火，对应夏季。夏季养心正当时。五味之中，心与苦味相对。因此，味苦的食物又具有清热解毒和消炎泻火的功能，适合在夏季食用，比如苦瓜、苦杏仁等。

● **重点推荐食材**

养心、除热	养心补血	强心安神	安定心神，补血
小麦	红豆	莲子	桂圆

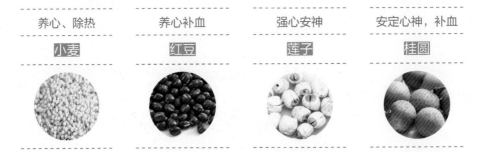

安神养心

糯米小麦粥

◎ 材料 糯米、小麦米各50克、花生仁15克。

● 做法

小麦米、糯米、花生仁分别淘洗干净，小麦米用水浸泡1小时，花生仁、糯米用水浸泡4小时。

2锅内放入适量清水烧开，放入小麦米、糯米、花生仁，用大火煮沸，转小火熬煮30分钟至米烂粥熟即可。

养人功效 小麦米富含维生素B₁、蛋白质等，能养心安神、除烦止渴，与糯米煮粥，有安神养心的功效。

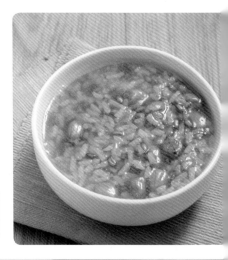

安神养胃，稳定情绪

小米红豆粥

◎ 材料 红豆、小米各50克，大米30克。

● 做法

红豆洗净，用清水泡4小时，再蒸1小时至红豆酥烂；小米、大米分别淘洗干净，大米用水浸泡30分钟。

2锅内倒入适量清水烧开，加小米和大米煮沸，转小火熬煮25分钟至粥稠。

3将红豆倒入稠粥中煮沸，搅匀即可。

养人功效 小米对神经衰弱有一定的调理作用，其所含的色氨酸、钙等可滋养神经、镇静心神。与养心的红豆搭配，有安心宁神的作用。

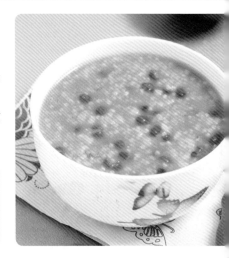

消除心烦，促进睡眠

山楂红枣莲子粥

◎ 材料 大米100克，山楂肉50克，红枣、莲子各30克。

● 做法

大米洗净，用水泡30分钟；红枣、莲子各洗净，红枣去核，莲子去芯；山楂肉洗净。

2锅内加入适量清水烧开，加大米、红枣和莲子烧沸，待莲子煮熟烂后放山楂肉，熬煮成粥即可。

养人功效 红枣和莲子都有宁心安神的作用。二者搭配食用，可令养心安神、除烦助眠的功效更明显。

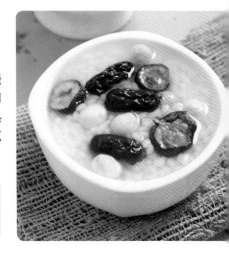

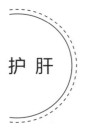

护 肝

◎ **饮食原则**

　　绿色食物最养肝。在颜色中，肝与绿色相对，绿色食物具有补肝明目的作用。多数绿色食物能帮助排出体内毒素，减少毒素对人体的伤害，从而更好地保护肝脏。如菠菜、圆白菜、茼蒿、韭菜、青豆、豌豆等都是很好的养肝食物。

　　酸味，属于肝的味道。肝对应的季节正是春季，春天是肝气生发的季节，酸入肝，养肝可以吃些酸味食物。吃些酸味水果，可促进食欲，有健脾开胃的功效，能增强肝脏功能，如梅子、酸枣、菠萝、柠檬、葡萄、橘子等。

● **重点推荐食材**

减少肝脏脂肪	减少肝脏胆固醇	补血护目，养肝	减轻肝脏负担
燕麦	绿豆	鸡肝	芹菜

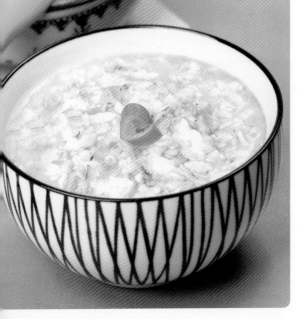

抗衰老，健脾胃

燕麦圆白菜粥

◎ **材料** 燕麦 50 克，圆白菜 60 克，大米 20 克。

◎ **调料** 葱末 3 克，香油、盐各 2 克。

● **做法**

1 大米、燕麦洗净，分别浸泡 30 分钟、4 小时；圆白菜洗净，切碎。

2 锅内加适量清水烧开，加大米、燕麦大火煮开，转小火煮 40 分钟，加圆白菜碎煮 5 分钟，加盐、香油、葱末调味即可。

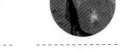

养人功效 燕麦富含膳食纤维、B 族维生素、钙、磷、铁等，可抗衰老、预防心血管疾病；圆白菜富含膳食纤维和矿物质。二者和大米煮食，可健脾胃、抗衰老、预防心血管疾病。

补肝养血，清热明目

猪肝绿豆粥

◎ 材料 新鲜猪肝50克，绿豆60克，大米100克。

◎ 调料 盐3克。

● 做法

1 绿豆洗净后用水浸泡4小时；大米洗净，用水浸泡30分钟；猪肝洗净，切片。

2 锅内加适量清水烧开，加入绿豆和大米同煮，大火煮开后转小火。

3 煮至九成熟，放入猪肝片，至粥熟后加盐调味即可。

养人功效 此粥以猪肝和绿豆为主，猪肝补肝养血，绿豆利水清肿。一起熬粥可补肝养血、清热明目、美容润肤，使人容光焕发，特别适合那些面色蜡黄、视力减退的体弱者。

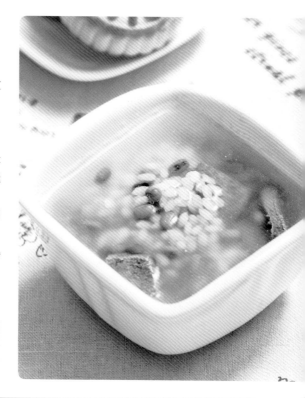

养肝明目，滋阴养血

鸡肝小米粥

◎ 材料 小米100克，鸡肝50克。

◎ 调料 葱末5克，胡椒粉、盐各3克。

● 做法

1 鸡肝洗净，切丁；小米洗净。

2 锅内加适量清水烧开，加入小米，大火煮开后转小火。

3 煮30分钟后，加入鸡肝丁，继续煮至黏稠，加葱末、胡椒粉、盐调味即可。

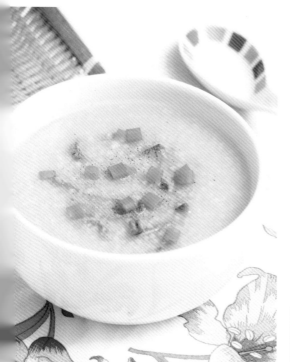

养人功效 鸡肝具有明目补肝的作用；小米有养肝滋肾、滋阴养血的作用。二者搭配煮粥，具有良好的明目益血、润肤美容、健脑益智等功效。

滋养五脏粥——五脏强则百病不生

131

健脾胃

◎ 饮食原则

黄色食物养脾。黄色对应脾，所以吃黄色食物能够养脾。通常黄色食物富含维生素A、维生素C等营养素，能保护胃肠黏膜，防止胃炎、胃溃疡等疾病的发生。日常应吃一些黄色养脾食物，如小米、胡萝卜、土豆、南瓜、金针菇、玉米、黄豆、柠檬、橙子、橘子、柚子、菠萝、木瓜、枇杷等。

甜味，属于脾的味道。甜味食物有补益强壮的作用，可以增强脾脏的功能。甜味食物有山药、板栗、红枣、西瓜、甘蔗、南瓜等。

● 重点推荐食材

补益脾胃，调中	和中养胃	可补脾胃	健脾益气
小米	土豆	白扁豆	南瓜

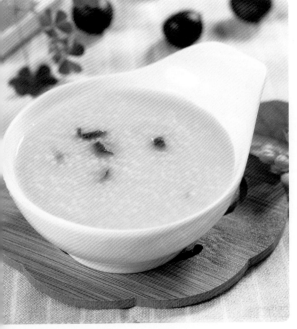

益气补脾

小米板栗粥

◎ 材料 小米 100 克，板栗 50 克。

● 做法

1 板栗剥去外壳取板栗肉，掰小块；小米洗净。

2 锅内加适量清水烧开，加入小米和板栗肉，大火煮开后转小火。

3 煮 30 分钟至黏稠即可。

养人功效 小米可益气，补脾，和胃，安眠；板栗可益气补脾，厚肠胃，补肾强筋，活血止血。二者同食，可益气养脾。

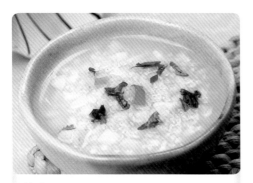
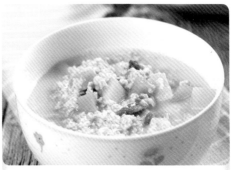

健脾和胃

土豆二米粥

◎ 材料 土豆100克，小米40克，大米20克，葱末、香菜末适量。

● 做法

1 土豆去皮，洗净，切小丁；小米洗净；大米洗净，用水浸泡30分钟。

2 锅内加适量清水烧开，加入小米和大米，大火煮开后转小火煮40分钟，放土豆丁煮熟，加葱末、香菜末稍煮即可。

养胃，排素

果香麦片酸奶粥

◎ 材料 燕麦片50克，哈密瓜丁、芒果丁各30克，葡萄干5克，酸奶200克。

● 做法

1 葡萄干洗净；将燕麦片放入沸水锅中煮1分钟，滤出。

2 燕麦片、哈密瓜丁、芒果丁、葡萄干放入碗中凉凉，倒入酸奶搅匀即可。

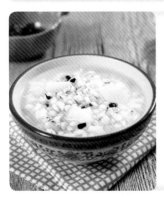

健脾养胃，补中益气

山药薏米芡实粥

◎ 材料 糯米80克，山药、薏米、芡实各50克。

◎ 调料 冰糖5克。

● 做法

1 芡实、薏米和糯米洗净后用水浸泡4小时；山药去皮，洗净，切块。

2 锅内加适量清水烧开，加入全部食材，大火煮开后转小火，煮1小时后，加入冰糖煮5分钟至冰糖化开即可。

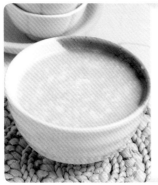

祛脾湿

人参茯苓二米粥

◎ 材料 人参3克，茯苓15克，山药、小米、大米各30克。

● 做法

1 人参、茯苓、山药洗净，焙干，研成细粉；小米、大米洗净，大米用水浸泡30分钟。

2 锅内加清水烧开，加小米、大米、人参粉、茯苓粉、山药粉，熬煮至米烂粥熟即可。

润肺抗霾

◎ 饮食原则

　　白色食物养肺。白色食物可补肺益气，经常食用还能消除疲劳。常见的白色食物有大米、白萝卜、冬瓜、菜花、山药、银耳、豆腐、糯米、莲子、梨、鸡肉、鱼肉、牛奶等。

　　辛味，属于肺的味道。辛味食物有舒筋活血、发散风寒的功效，能促进胃液、唾液的分泌，增强淀粉酶的活性，帮助胃肠蠕动，消除体内胀气，增进食欲。辛味食物主要有韭菜、佛手、葱、大蒜、生姜、辣椒、胡椒等。

● 重点推荐食材

滋阴润肺	润肺，益气	润肺止咳，化痰	润燥清热，生津
大米	糯米	银耳	百合

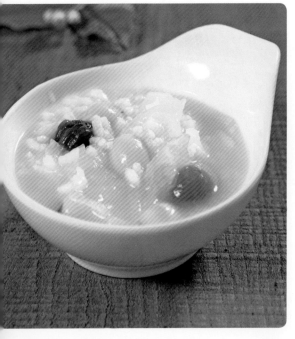

润肺排毒

莲子银耳粥

◎ 材料 糯米100克，干银耳10克，桂圆肉、莲子各30克。

◎ 调料 冰糖3克。

● 做法

1 糯米、莲子洗净，浸泡4小时；干银耳泡发，洗净，去黄蒂，撕小朵。

2 锅内加适量清水烧开，加入莲子、银耳、糯米，大火煮开转小火，煮40分钟，加桂圆肉熬煮15分钟，加冰糖煮至冰糖化开即可。

 养人功效 银耳能润肺滋阴、养胃生津、清热活血，还可提高肝脏解毒能力，保护肝脏；莲子能补脾止泻、益肾固精、养心安神。搭配桂圆做粥，可以润肺、排毒。

滋阴润肺，排毒养颜

百合莲子红豆粥

◎ 材料 糯米、红豆各40克，莲子20克，干百合10克。

◎ 调料 冰糖5克。

● 做法

1 糯米、红豆、莲子洗净后用水浸泡4小时；干百合洗净，泡软。

2 锅内加适量清水烧开，加入红豆、糯米、莲子，大火煮开后转小火。

3 煮50分钟，放入百合煮至米烂粥稠，再加入冰糖煮5分钟，至冰糖化开即可。

> **养人功效** 百合含丰富的蛋白质、钙、磷等营养素，可润肺止咳、安心养神；莲子富含蛋白质、矿物质及多种维生素，可养心安神、滋阴润肺、防老抗衰。搭配做粥，具有滋阴润肺、排毒养颜等功效。

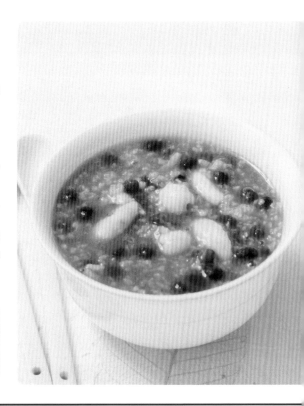

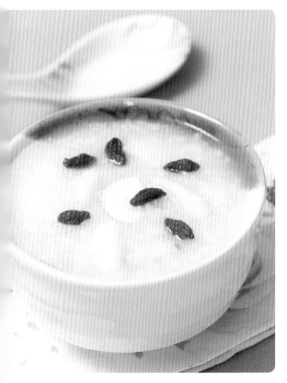

滋阴润肺，养心安神

百合荸荠粥

◎ 材料 糯米100克，荸荠25克，鲜百合20克，枸杞子5克。

◎ 调料 冰糖5克。

● 做法

1 鲜百合剥开，洗净；枸杞子洗净；荸荠去皮，洗净，切片；糯米洗净，用水浸泡4小时。

2 锅内加适量清水烧开，加入糯米，煮开后转小火。

3 煮30分钟，加入荸荠片、鲜百合和枸杞子煮5分钟，加冰糖煮5分钟，至冰糖化开即可。

> **养人功效** 百合能滋阴润肺、安心养神、镇咳祛痰；荸荠能生津润肺、化痰利尿。此粥具有滋阴润肺、清心安神、去火除烦等作用，适合秋季食用。

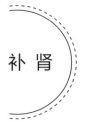

◎ 饮食原则

黑色食物养肾。黑色属水，水走肾，因此多吃黑色食物有养肾的作用。经常食用黑色食物能帮助肾脏保证新陈代谢正常，减少肾脏内多余水分的积存，有健肾、改善膀胱功能的作用。黑色食物主要指黑色、紫色或深褐色的谷类、菌藻类等。如木耳、海带、紫菜、黑米、黑芝麻、黑豆等。

咸味，属于肾的味道。咸味食物有润肠通便、消肿解毒、补肾强身的功效，能刺激人的味觉，增进食欲和提高消化能力。咸味食物有盐、酱油、海产品、动物肾脏等。

● 重点推荐食材

滋补肾肝，养血	补精，滋阴补肾	补肾强身	补肝益肾，滋阴
黑芝麻	黑米	黑豆	桑葚

补中益气，清心安神

黑芝麻桂圆粥

◎ 材料 大米 50 克，熟黑芝麻 10 克，干桂圆 12 个。

● 做法

1 干桂圆去壳，洗净；大米洗净，用水浸泡 30 分钟。

2 锅内加适量清水烧开，加入大米和桂圆，大火煮开后转小火。

3 煮 30 分钟后，撒上熟黑芝麻，继续煮 5 分钟即可。

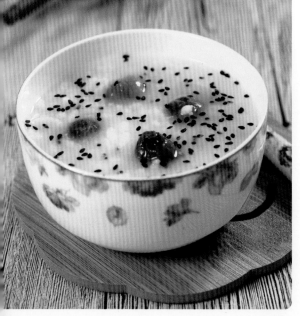

养人功效 黑芝麻可补肝肾；桂圆可益心脾，补气血，安神。二者一起食用有补中益气、清心安神的功效。

补肾健脾，强筋壮骨

补肾板栗粥

◎ 材料 山药50克，板栗60克，大米80克，枸杞子5克，红枣6枚。

● 做法

1 将板栗煮熟，剥皮取板栗肉洗净，掰小块；大米洗净，浸泡30分钟；山药去皮，切小块；红枣洗净，去核；枸杞子洗净。

2 锅内加适量清水，加入大米、山药、红枣和板栗肉，大火煮开后转小火煮30分钟，加入枸杞子继续煮10分钟即可。

养人功效 板栗有补肾健脾、壮骨强筋、活血止血的功效。与同为强健脾肾的山药一起煮粥食用更可补肾健脾。

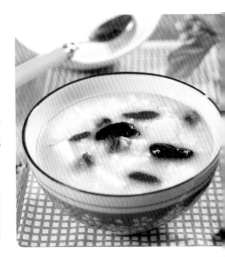

补血暖肾

葡萄干粥

◎ 材料 大米100克，葡萄干15克。

● 做法

1 大米淘洗干净，浸泡30分钟；葡萄干洗净。

2 锅内加适量清水，大火烧开，放入大米煮熟，再放葡萄干稍煮即可。

养人功效 葡萄干属于黑色食物，中医认为，黑色食物可补肾。此外，葡萄干含有铁等矿物质，可以促进锌的吸收，起到补血、暖肾的作用。

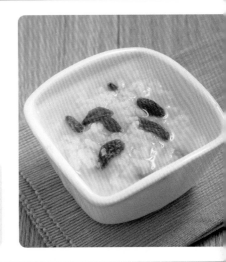

补益肝肾

枸杞桑葚粥

◎ 材料 桑葚40克，大米100克，枸杞子5克，红枣6枚。

● 做法

1 枸杞子、桑葚洗净；红枣洗净，去核；大米洗净，浸泡30分钟。

2 锅内加适量清水烧开，加入大米和红枣，大火煮开后转小火。

3 煮30分钟，加入枸杞子、桑葚继续煮5分钟即可。

养人功效 枸杞子可补肾益精、养肝明目、补血安神。搭配桑葚做粥，补益肝肾效果佳。

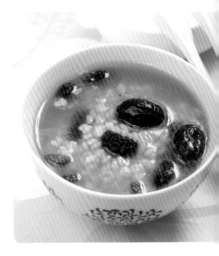

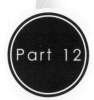

Part 12 亚健康调理粥

—— 唤醒身体正能量

上火

◎ 饮食原则

1 多吃流质食物。多喝水、纯果汁、豆浆、牛奶等饮品，可以养阴润燥，弥补损失的阴津；多吃蔬菜和性偏凉的水果，可生津润燥、败火通便，如莲藕、黄瓜、冬瓜、梨、西瓜等；多吃酸味、苦味食物可清热败火，如柠檬、柚子、苦瓜、苦菊等。

2 少吃辣味食物，避免发散伤肺，如大蒜、葱、辣椒等。少吃煎炸食品，避免助燥伤阴，加重火气，如炸鸡腿、炸里脊、炸鹌鹑等。

● 重点推荐食材

清胃火、除肠热	清热，解毒消肿	清热平肝	滋阴去火
绿豆	菊花	芹菜	鸭肉

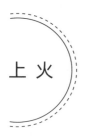

蒲公英绿豆粥

◎ 材料 干蒲公英10克，大米50克，绿豆20克。

◎ 调料 白糖5克。

● 做法

1 干蒲公英用水泡软，洗净，切碎；绿豆洗净后用水浸泡4小时；大米洗净，浸泡30分钟。

2 锅内加适量清水烧开，加入蒲公英碎，大火煮开后转小火。

3 煮15分钟，去渣留汁，加绿豆和大米煮至熟烂，调入白糖即可。

养人功效 蒲公英有清热解毒、泻火利湿、消肿散结的作用，与绿豆、白糖共同煮粥食用，可清热解毒、消疮除烦。

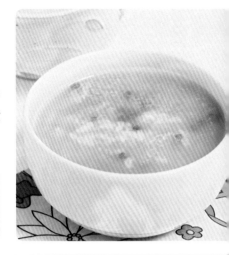

银耳菊花粥

◎ 材料 糯米100克，干银耳、菊花各10克。

◎ 调料 蜂蜜10克。

● 做法

1 干银耳泡发，洗净，去黄蒂，撕小朵；菊花用水泡净；糯米洗净，用水浸泡4小时。

2 锅内加适量清水烧开，加入糯米，大火煮开后转小火。

3 煮20分钟，放银耳和菊花，小火煮15分钟关火，凉温，调入蜂蜜即可。

养人功效 菊花具有驱散风热的功效，对风热感冒、目赤咽痛者有较好效果；银耳能滋阴养身。搭配做粥，对久咳少痰、肺虚咳嗽、口干津少等症有益。

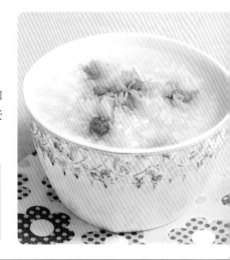

芹菜香菇粥

◎ 材料 芹菜50克，水发香菇40克，枸杞子5克，大米100克。

◎ 调料 盐3克。

● 做法

1 芹菜洗净后切丁；香菇洗净，切丁；枸杞子洗净；大米洗净，用水浸泡30分钟。

2 锅内加适量清水烧开，加入大米，大火煮开后转小火。

3 另起一锅，倒油烧热，炒香芹菜丁、香菇丁。

4 待米煮30分钟后，将炒好的芹菜丁、香菇丁和枸杞子放入粥中，加盐调味即可。

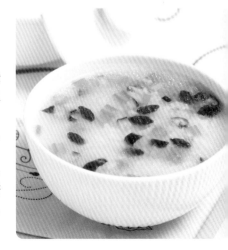

◎ 饮食原则

1 饮食种类平衡、多样。包括对碳水化合物、蛋白质、脂肪三大热量物质的均衡摄入。

2 适量补充碳水化合物。碳水化合物是热量的主要来源，对大脑尤其重要；维生素 C 具有较好的抗疲劳功效，可以缓解四肢无力、肌肉关节酸疼等。

3 多食用乳制品和豆制品。两者都是很好的蛋白质及热量的来源，应适量补充，且应每天都摄入。

● 重点推荐食材

有助于缓解疲劳	强体补虚，补血	提供碳水化合物	补充蛋白质
牛肉	**猪肉**	**大米**	**豆类**

   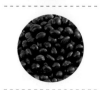

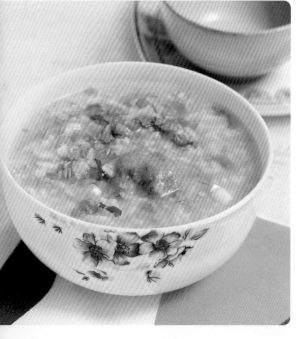

缓解压力

燕麦牛丸粥

◎ 材料 大米 100 克，牛肉馅 50 克，燕麦 20 克，番茄、芹菜各 25 克，鸡蛋 1 个（取蛋清）。

◎ 调料 香菜段 10 克，盐 5 克，葱末、姜末、盐、淀粉、香油各 3 克。

● 做法

1 大米洗净，用水浸泡 30 分钟；燕麦洗净浸泡 4 小时；番茄、芹菜洗净后切丁；牛肉馅加淀粉、蛋清、香油、2 克盐与少许清水搅上劲，挤成小肉丸。

2 锅内加适量清水烧开，加入大米、燕麦，煮开后转小火。

3 煮 40 分钟，放牛肉丸煮 5 分钟，加番茄丁、芹菜末、葱末、姜末、香菜段和剩余盐调味即可。

增强体力，缓解疲劳

黑豆紫米粥

◎ 材料 紫米75克，黑豆50克。

◎ 调料 白糖5克。

● 做法

黑豆、紫米洗净后用水浸泡4小时。

2 锅内加适量清水烧开，加入紫米、黑豆，煮开后转小火。

3 煮1小时至熟，撒上白糖搅匀即可。

养人功效 黑豆有固肾益精、增强体力、调养肾虚及缓解疲劳的作用，紫米可补血益气、健肾润肝。二者搭配食用，有良好的健肾、益气、补虚功效，是体虚衰弱者的滋补佳品。

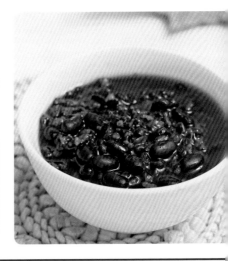

补充体力

五仁粥

◎ 材料 大米50克，芝麻、松仁、核桃仁、桃仁、甜杏仁各8克。

● 做法

将五仁洗净后，混合在一起碾碎；大米洗净，用水浸泡30分钟。

2 锅内加适量清水烧开，放入大米，大火煮开后转小火。

3 煮30分钟，至米烂粥稠，加入五仁碎继续煮5分钟即可。

养人功效 大米富含碳水化合物，可以提供充足的热量；芝麻、松仁等含有丰富的不饱和脂肪酸，也为身体活动提供热量，这些食材一起煮粥食用，可以提升机体活力。

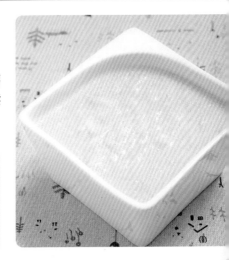

补气补血，缓解疲劳

香菇瘦肉粥

◎ 材料 大米100克，猪瘦肉、鲜香菇各50克。

◎ 调料 盐3克。

● 做法

1 鲜香菇洗净，切丁；猪瘦肉洗净，切丁，用盐腌渍10分钟；大米洗净，用水浸泡30分钟。

2 锅内加适量清水烧开，加入大米，大火煮开后转小火。

3 煮25分钟，加猪瘦肉丁、鲜香菇丁，煮开后转小火。

4 继续煮5分钟，加盐调味即可。

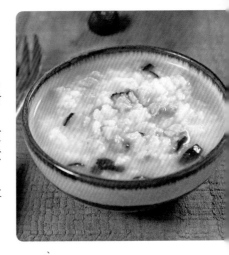

◎ 饮食原则

1 要保证优质蛋白质的摄入。动物性食物和豆类食物富含优质蛋白质，可多选用鱼虾、瘦肉、鸡蛋、牛奶、豆腐等食物。

2 注意新鲜蔬菜和水果的供应。此类食物中含有丰富的维生素 C 和膳食纤维，有利于增加脑组织对氧的利用率。

3 适当吃一些粗粮。这类食物含有丰富的维生素 B_1，维生素 B_1 有助于增进食欲，还可以帮助大脑利用血糖产生热量，使大脑更好地工作。

● 重点推荐食材

解郁除烦	舒缓压力	强心降压，补虚	提神醒脑
香蕉	坚果	莲子	茶叶

 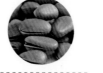

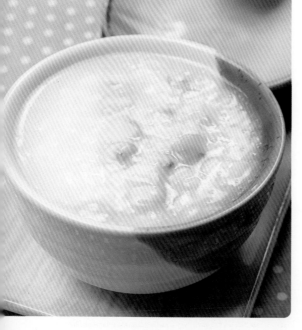

舒缓紧张情绪

香蕉糯米粥

◎ 材料 糯米 100 克，香蕉 1 根。

◎ 调料 冰糖 5 克。

● 做法

1 糯米洗净，用水浸泡 4 小时；香蕉去皮，切小块。

2 锅内加适量清水烧开，倒入糯米，用大火煮开后转小火。

3 煮 40 分钟，至米粒熟烂，加香蕉块煮沸，加入冰糖煮 5 分钟至冰糖化开即可。

> **养人功效** 香蕉中含有一种物质，能使人的心情变得愉快舒畅，搭配富含 B 族维生素的糯米煮粥，可以帮助舒缓紧张情绪。

缓解疲劳，调节心情

茶叶大米粥

◎ 材料 大米100克，茶叶10克。

● 做法

1 大米洗净，用水浸泡30分钟；茶叶用纱布包好。

2 锅内加适量清水，煮开后放入茶叶包。

3 当煮到茶香四溢、茶色明显时，取出茶叶包，倒入大米，大火煮开后转小火。

4 煮40分钟至米烂粥稠即可。

养人功效 茶有提神醒脑、缓解疲劳的作用，将其与大米搭配煮粥，可缓解疲劳引起的心绪不宁。

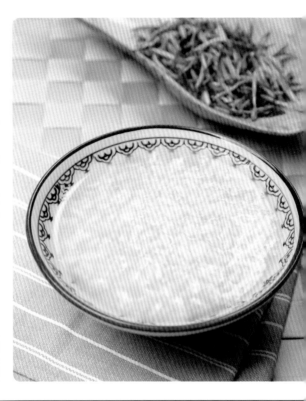

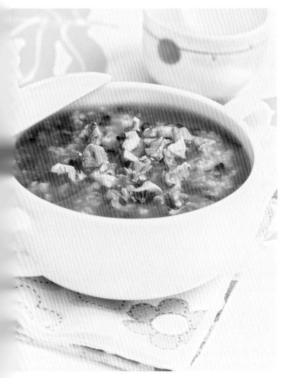

健脑益智

核桃紫米粥

◎ 材料 紫米40克，核桃仁25克，大米30克。

◎ 调料 冰糖5克。

● 做法

1 紫米洗净后用水浸泡4小时；大米洗净，用水浸泡30分钟；核桃仁洗净后，用刀压碎。

2 锅内加适量清水烧开，加入紫米、大米，大火煮开后转小火。

3 煮40分钟后，放入核桃仁碎继续熬煮，粥将熟时加冰糖煮5分钟，至冰糖化开即可。

养人功效 紫米富含多种氨基酸和矿物质，能保证大脑供能充足；核桃仁含有人体必需的不饱和脂肪酸，能滋养脑细胞、增强脑功能；二者与大米煮粥，能滋养大脑，缓解老年人经常出现的健忘症状。

食欲
缺乏

◎ **饮食原则**

1 食用一些刺激性的食物。比如，可用山楂、话梅、陈皮等零食刺激食欲，在水果方面，草莓、橙子有一定开胃效果。

2 多吃易于消化的食物。过冷、过硬、过粗糙的食物不利于消化，会损害肠胃功能，食用时要注意量。

3 不要吃过甜的食物。像葡萄、荔枝、甜点等，因含糖较高，多食感到腻，可能降低食欲，故在食用时要适当控制。

● **重点推荐食材**

开胃，助消化	促进消化	健脾，助消化	提高食欲
山楂	白萝卜	山药	乌梅

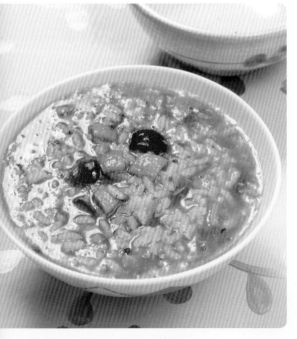

开胃消食

橘皮山楂粥

◎ **材料** 大米、山楂各50克，鲜橘皮30克。

◎ **调料** 桂花2克，红糖、白糖各5克。

● **做法**

1 新鲜橘皮洗净，切丁；大米洗净，用水浸泡30分钟；山楂洗净后去核，切块。

2 锅内加适量清水烧开，加入橘皮、大米，大火煮开后转小火。

3 煮40分钟，加入桂花、白糖、红糖搅匀即可。

 养人功效 橘皮和山楂一样可以助消化、增进食欲。如果食欲缺乏或者吃得过于油腻，不妨熬点橘皮山楂粥，不仅解腻，还对脾胃有好处。注意：橘皮是鲜橘皮而不是陈皮。

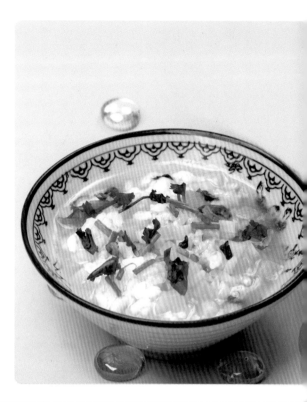

增强食欲

山药萝卜粥

◎ 材料 白萝卜、大米各100克，山药50克。

◎ 调料 香菜末8克，盐2克，香油5克。

● 做法

1 白萝卜洗净，切块；山药去皮，洗净，切小丁；大米洗净，用水浸泡30分钟。

2 锅内加适量清水烧开，加入大米，大火煮开后转小火。

3 煮20分钟，加白萝卜块和山药丁，继续煮15分钟，加盐调味，撒上香菜末，淋上香油即可。

 养人功效 山药可健脾胃，萝卜有排水利尿、帮助消化等功效。两者搭配食用，可理气顺脾胃，促进肠胃蠕动，增进食欲。

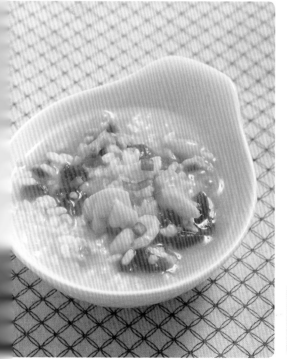

开胃促食

番茄鸡块粥

◎ 材料 大米100克，番茄、鸡腿各50克。

◎ 调料 盐、胡椒粉、葱末3克。

● 做法

1 大米洗净，用水浸泡30分钟；番茄洗净，切块；鸡腿洗净，用开水焯去血水，切块。

2 锅内加适量清水烧开，放入大米，大火煮开后转小火。

3 煮20分钟后，加入鸡块、番茄块，继续煮15分钟，加入葱末、盐、胡椒粉调味即可。

 养人功效 番茄所含苹果酸、柠檬酸等能促进胃液分泌，增加胃酸浓度，帮助消化，调节胃肠功能；鸡肉中蛋白质的含量较高，氨基酸种类多，且容易被人体吸收利用。搭配做粥，具有开胃、健脾养胃的作用。

 Part 12 亚健康调理粥——唤醒身体正能量

145

◎ 饮食原则

1 要吃好早餐。在早餐中，鲜牛奶最为适宜，它不仅含有优质蛋白质，还含有大脑发育所必需的卵磷脂。此外，鸡蛋、米粥也是很好的食物。

2 多吃鱼。鱼类富含不饱和脂肪酸，有助于健脑、提高学习和记忆能力，每周至少吃一次鱼。

3 常吃豆类及其制品。豆类及其制品含有的卵磷脂、维生素、矿物质、蛋白质特别适合脑力工作者，既可以健脑益智，又可以预防心脑血管疾病。

● 重点推荐食材

健脑益智	延缓脑功能衰退	补脑健脑	促进脑发育
核桃	花生	金针菇	鱼

改善记忆力，延缓衰老

豆浆核桃四谷粥

◎ 材料 大米50克，大麦、玉米粒各20克，核桃仁、黑芝麻各5克，豆浆200克。

● 做法

1 核桃仁洗净，用刀压碎；大米洗净，用水浸泡30分钟；大麦和玉米粒洗净，浸泡4小时。

2 锅内加适量清水烧开，加入大米、大麦、玉米粒，大火煮开后转小火。

3 煮50分钟后，倒入核桃仁碎，继续煮10分钟。

4 倒入豆浆熬煮至黏稠，撒上黑芝麻稍煮即可。

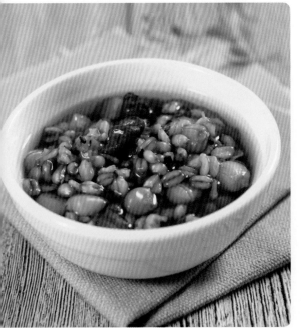

補心气不足，增强记忆力

山药花生粥

◎ 材料 大米、山药各100克，花生仁30克。

● 做法

1 大米洗净，用水浸泡30分钟；山药去皮，洗净，切丁；花生仁洗净。

2 锅内加适量清水烧开，加入大米、山药丁和花生仁，大火煮开后转小火，煮至花生仁、山药软烂，粥熟即可。

养人功效 山药可补心气不足；花生仁能增强记忆力，抗老化，延缓脑功能衰退；山药、花生仁和大米搭配，口感不错，还含有丰富的膳食纤维，经常食用有助于补脑。

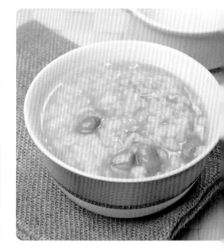

提升注意力

燕麦金枪鱼粥

◎ 材料 燕麦30克，大米50克，金枪鱼肉60克，紫菜少许。

● 做法

1 燕麦洗净后用水浸泡4小时；大米洗净，用水浸泡30分钟。

2 锅内加适量清水烧开，加入大米、燕麦，大火煮开后转小火。

3 煮40分钟至粥九成熟，倒入金枪鱼肉煮开，放入紫菜搅匀即可。

养人功效 燕麦富含膳食纤维，热量释放缓慢而又均衡，可维持人体血糖水平，使人精神饱满；金枪鱼富含酪氨酸，在人体内能帮助产生大脑的神经传递物质，使人注意力集中，思维敏捷。

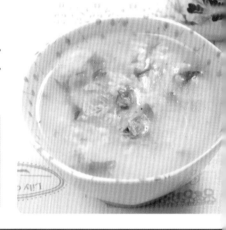

增强记忆力

紫菜鸡蛋粥

◎ 材料 大米80克，鸡蛋1个，熟黑芝麻、紫菜各5克。

● 做法

1 大米洗净，用水浸泡30分钟；鸡蛋搅散成蛋液；紫菜剪成细丝。

2 锅内加适量清水烧开，加入大米，大火煮开后转小火。

3 煮30分钟，至米粒软烂，加入蛋液搅散，撒上紫菜丝和熟黑芝麻，煮2分钟即可。

养人功效 鸡蛋富含DHA和卵磷脂，能健脑益智；紫菜富含胆碱和钙、铁、碘，搭配做粥，能增强记忆力。

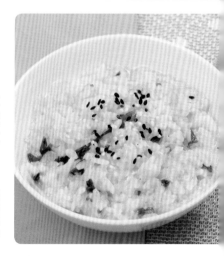

◎ 饮食原则

1 全面均衡地摄入营养。人体缺少任何一种营养素都会出现这样或那样的症状或疾病，所以，营养均衡才能保证人体健康。常吃富含胡萝卜素、维生素 C 及蛋白质的食物，能调节身体免疫力。

2 要重视三餐。长期不吃早餐，会使免疫力降低；午餐起到承上启下的作用，午餐吃得好，人才能精力充沛，才能有高的工作和学习效率；晚餐不宜吃得过饱、过晚，晚上人体几乎没有活动量，食物不易消化吸收，长期晚餐过饱会影响身体新陈代谢。

● 重点推荐食材

提高抗病能力	提高免疫力	提高抗病能力	增强体质，防癌

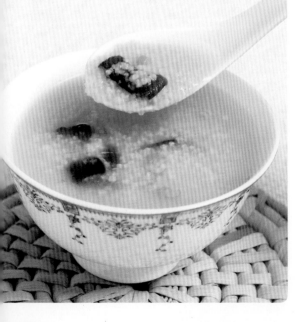

提高抗病能力

鳝鱼小米粥

◎ **材料** 小米 80 克，黄鳝 100 克。

◎ **调料** 盐2克，姜丝、葱末各5克。

● **做法**

1 小米洗净；黄鳝去头和内脏，洗净，切段。

2 锅内加适量清水，加入小米，大火煮开后转小火。

3 煮约 15 分钟，放入鳝段、姜丝，转小火熬至粥黏稠，加盐、葱末调味即可。

养人功效 用滋阴补血、益肾壮阳的小米搭配可补脑健身、补气养血、滋补肝肾的鳝鱼煮粥，具有强身补血的功效，可以提高抗病能力。

健脾养胃，强体

大麦牛肉粥

◎ 材料 大麦50克，牛肉30克，胡萝卜30克。

◎ 调料 红椒丝、姜丝各5克，盐3克。

● 做法

1 大麦洗净，用水浸泡4小时；牛肉洗净，切末；胡萝卜去皮，洗净，切丁。

2 锅内加适量清水烧开，放入大麦，大火煮开后转小火。

3 煮40分钟，粥将熟时加胡萝卜丁、牛肉末、姜丝，继续煮10分钟，煮至牛肉末熟透，加入红椒丝略煮，用盐调味即可。

 养人功效 这道粥具有益气宽中、滋养脾胃、补益气血、强壮身体等作用。

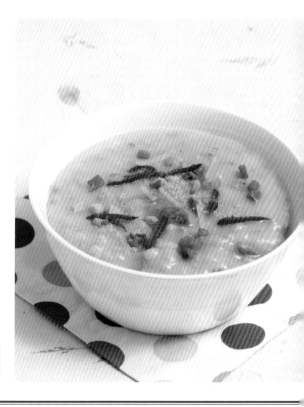

提高抗癌能力

杂米香菇粥

◎ 材料 小米50克，大米、糯米、燕麦片、鲜香菇各20克。

◎ 调料 葱末5克，盐3克。

● 做法

1 大米洗净，用水浸泡30分钟；小米洗净；糯米洗净，用水浸泡4小时；香菇洗净，切丁。

2 锅内加适量清水烧开，加入大米、小米和糯米，大火煮开后转小火。

3 煮30分钟，加入燕麦片继续煮5分钟，放入香菇丁煮至熟，加葱末、盐搅匀即可。

 养人功效 香菇中含有一种葡萄糖苷酶，能提高机体抗癌能力。与有滋补功效的大米、小米搭配煮粥，增强抵抗力，预防癌症的功效更强。

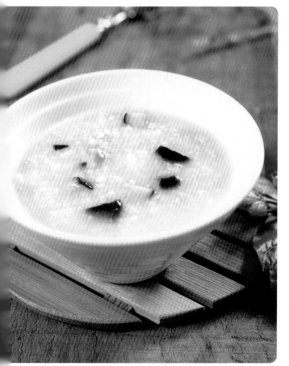

Part 12

亚健康调理粥——唤醒身体正能量

Part 13 常见病调养粥

—— 无病一身轻松

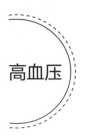

高血压

◎ **饮食原则**

1 清淡少盐的饮食。盐分过量，人体内的钠盐成分势必增加，从而使血管壁受到的压力增大，易导致血压升高。每日摄取的盐要少于 5 克。

2 食物多样，以谷类为主。摄入富含膳食纤维的粗粮可增加饱腹感，减少总热量的摄入。

3 常吃奶类和豆类。这些食物中富含钙、镁等矿物质，对降低血压和预防脑卒中有好处。

4 多吃些含钾丰富的食物，如油菜、菠菜、小白菜、土豆、番茄、香蕉等。吃含钾的食物能避免摄入钠过多引起的不良后果。

● **重点推荐食材**

调节血压	排钠，辅助降压	平稳血压	增加血管弹性
芹菜	绿豆	燕麦	茄子

带根芹菜粥

◎ 材料 带根芹菜20克，大米80克。

● 做法

1 芹菜洗净，切小段；大米洗净，用水浸泡30分钟。

2 锅内加适量清水烧开，加入大米，大火煮开后转小火，煮30分钟，加入芹菜段再煮10分钟即可。

 养人功效 这道粥富含芦丁，可降低毛细血管的通透性，增加血管弹性，具有降血压、防止毛细血管破裂等功效。

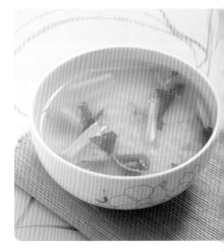

消炎降压降脂

绿豆西瓜皮粥

◎ 材料 西瓜皮、大米各60克，绿豆40克。

● 做法

1 绿豆洗净后用水浸泡4小时；大米洗净，用水浸泡30分钟；削去西瓜皮的外皮，洗净，切丁。

2 锅内加适量清水烧开，加入大米和绿豆，大火煮开后转小火。

3 煮40分钟，至大米和绿豆熟烂，放入西瓜皮丁煮5分钟即可。

 养人功效 西瓜皮煮透后食用，能稳定血糖，绿豆可消炎、降脂、降压，与西瓜皮同食可减少胆固醇沉积，软化及扩张血管，有效预防心血管系统疾病的发生。

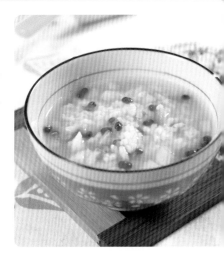

促进钠排出，防止血压升高

燕麦仁粥

◎ 材料 燕麦、大米各50克。

● 做法

1 大米洗净，用水浸泡30分钟；燕麦洗净后用水浸泡4小时。

2 锅内加适量清水烧开，加入燕麦和大米，大火煮开后转小火。

3 煮40分钟即可。

 养人功效 燕麦富含膳食纤维、维生素E等营养物质，能促进钠的排出，防止血压升高。

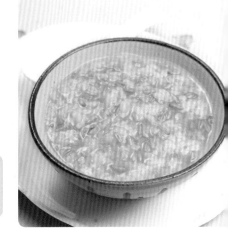

◎ 饮食原则

1 控制总热量，坚持低热量饮食。持续高热量的饮食会导致多余的热量在体内蓄积。高脂血症患者要选择低热量的饮食，减少脂肪的摄入，尤其是动物性脂肪。

2 多吃粗粮。燕麦、玉米和红薯可以促进排出油脂，清胃涤肠，常吃可以降低血脂、保护心血管。而且多吃粗粮，还有助于控制总热量。

3 豆制品是好选择。豆类可降低血胆固醇含量，而且含有较多的大豆异黄酮，能有效清除胆固醇，防止血小板凝集，减少心脏病的发生。

● 重点推荐食材

减少胆固醇的吸收	控油，利尿	减肥，预防并发症	保护心血管
荞麦	绿豆	玉米	糙米

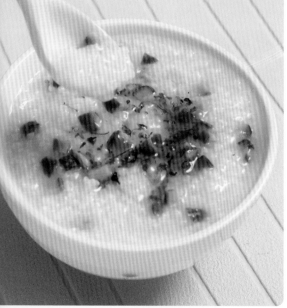

降胆固醇

桂花栗子粥

◎ **材料** 栗子 50 克，糯米 75 克。

◎ **调料** 糖桂花5克。

● **做法**

1 栗子去壳，洗净，取出栗子肉，切丁；糯米洗净，浸泡 4 小时。

2 锅内倒水烧沸，放糯米大火煮沸后转小火熬煮 30 分钟，加栗子肉丁，煮至粥熟，撒糖桂花即可。

养人功效 这道粥所含的植物固醇可以抑制胆固醇的吸收，因植物固醇与胆固醇在肠道内形成竞争，从而抑制肠道中胆固醇的吸收，降低胆固醇的浓度，对调节血脂有益。

降血压，降血脂

海带绿豆粥

◎ 材料 大米60克，水发海带100克，绿豆30克。

◎ 调料 白糖5克。

● 做法

1 海带洗净，切碎；绿豆洗净后浸泡4小时；大米洗净，浸泡30分钟。

2 锅内加适量清水烧开，加入大米、海带碎、绿豆，煮开后转小火煮40分钟至粥黏稠，加白糖调味即可。

 养人功效 海带有降血压、降血脂的作用；绿豆能减少胆固醇的吸收，平衡体内甘油三酯的含量。二者和大米一起煮粥，对高血压、高脂血症等有较好的食疗作用。

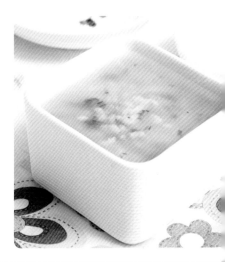

降脂，防动脉硬化

玉米绿豆粥

◎ 材料 绿豆、玉米糁40克，大米20克。

● 做法

1 绿豆、玉米糁洗净后用水浸泡4小时；大米洗净，用水浸泡30分钟。

2 锅内加适量清水烧开，加入玉米糁、绿豆和大米，大火煮开后转小火煮40分钟即可。

 养人功效 玉米含有丰富的不饱和脂肪酸和维生素E，可降低血液胆固醇浓度，防止其沉积于血管壁；绿豆中含有的植物固醇与胆固醇竞争酯化酶，使之不能酯化而减少肠道对胆固醇的吸收。二者搭配食用，具有降脂，防治动脉硬化的功效。

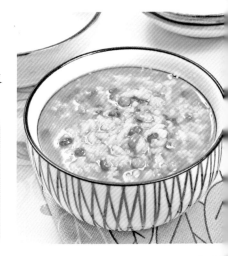

平稳血糖，降血脂

山药枸杞粥

◎ 材料 山药80克，糙米60克，大米40克，枸杞子10克。

● 做法

1 糙米洗净后用水浸泡4小时；大米洗净，泡30分钟；山药洗净，去皮，切丁；枸杞子洗净。

2 锅内加适量清水烧开，加入糙米、大米，大火煮开后转小火。

3 煮40分钟，放入山药丁，煮10分钟，加入枸杞子即可。

 养人功效 山药含有大量的黏液蛋白、维生素及矿物质，有平稳血糖的作用，也可降低血脂，预防心血管疾病，它和糙米一起煮粥食用，具有防治糖尿病、高脂血症的功效。

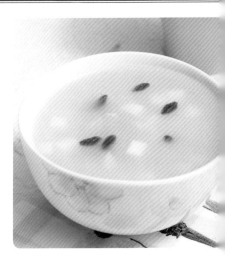

冠心病

◎ 饮食原则

1 控制脂肪的摄入，脂肪供热占总热量的 20% ~ 25%，其中动物脂肪不超过 1/3；胆固醇摄入量应限制在每日 300 毫克以下。

2 适当地增加植物蛋白质，尤其是大豆蛋白质。其合适的比例为蛋白质供热占总热量的 12% 左右，其中优质蛋白质占 40% ~ 50%，优质蛋白质中动物性蛋白质和豆类蛋白质各占一半。

3 避免吃得过饱、过多，不吃过于油腻和过咸的食物，每日食盐摄入量不超过 5 克。

● 重点推荐食材

利尿，扩张血管	使血液循环畅通	保护心血管系统	保护心脏健康
山楂	黄豆	核桃	黑芝麻

防治冠心病

山楂麦芽粥

◎ 材料 大米 60 克，麦芽 70 克，山楂 50 克，陈皮 5 克。

● 做法

1 麦芽、陈皮洗净，陈皮切丝；大米洗净，浸泡 30 分钟；山楂洗净，去子，切块。

2 锅内加适量清水烧开，加入大米、麦芽、陈皮，大火煮开后转小火。

3 煮 30 分钟，加入山楂块，继续煮 20 分钟即可。

 养人功效 山楂有防治心血管疾病，降低血压和胆固醇，软化血管等作用；麦芽有行气消食、健脾养胃、平稳血糖等作用。二者和大米一起煮粥食用，对防治冠心病有一定作用。

五色豆粥

◎ 材料 大米50克，黑豆、黄豆、绿豆、红豆、芸豆各10克。

● 做法

1 大米洗净，用水浸泡30分钟；五种豆粒洗净，用水浸泡4小时。

2 锅内加适量清水烧开，加入大米和所有豆粒，大火煮开后转小火。

3 煮1小时至黏稠即可。

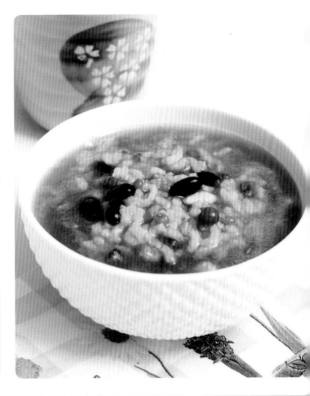

> **养人功效** 黑豆、黄豆、绿豆、红豆、芸豆都含蛋白质、不饱和脂肪酸和膳食纤维，常食可预防动脉粥样硬化、促进血液循环、防治心脑血管疾病。这些豆类和大米粥一起煮食，对心脑血管疾病，如动脉硬化、冠心病等有较好的防治作用。

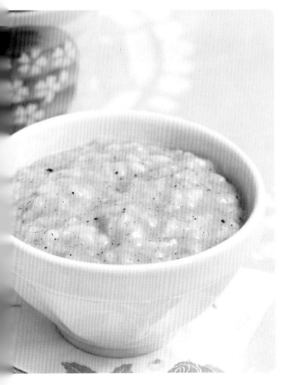

降低胆固醇，防治冠心病

黑芝麻核桃粥

◎ 材料 大米100克，核桃仁30克，黑芝麻20克。

◎ 调料 白糖5克。

● 做法

1 核桃仁洗净后，用刀压碎；大米洗净，用水浸泡30分钟。

2 锅内加适量清水烧开，加入大米，煮开后转小火。

3 煮30分钟，加入核桃仁碎、黑芝麻煮至黏稠，加白糖搅匀即可。

> **养人功效** 核桃仁富含不饱和脂肪酸，可降低血液中胆固醇的含量，有益于动脉硬化、心脑血管病患者的保健；黑芝麻含大量不饱和脂肪酸、铁和维生素E等，可降低血液中胆固醇含量，防治动脉硬化。二者和大米煮粥食用，可降低胆固醇，对防治动脉硬化、冠心病等疾病有一定功效。

糖尿病

◎ 饮食原则

1 合理节食，控制热量摄入。一般每人每天摄入的总热量为 1200~1600 千卡。蛋白质摄入量为每日每千克体重 1~1.2 克，脂肪摄入量为每日每千克体重 1 克。

2 盐摄入量每日不高于 5 克。糖尿病患者要控制摄盐量，进盐过多可能导致并发症高血压病的发生。

3 灵活加餐，避免偏食。糖尿病患者一般可在上午 9~10 点，下午 3~4 点及晚上睡前各加一次餐。

● 重点推荐食材

减慢餐后血糖上升速度	平稳餐后血糖	提高胰岛素利用率	"植物胰岛素"
燕麦	绿豆	糙米	苦瓜

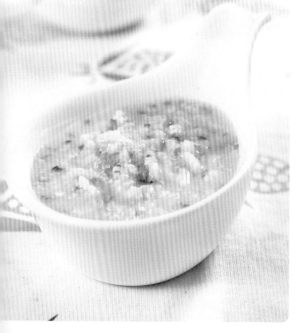

调节血糖血脂，改善血管微循环

苦荞麦片粥

◎ **材料** 苦荞麦 20 克，大米 70 克，燕麦片 15 克。

● **做法**

1 苦荞麦洗净，浸泡 4 小时；大米洗净，用水浸泡 30 分钟。

2 锅内加适量清水烧开，加入苦荞麦和大米，大火煮开后转小火。

3 煮 40 分钟，加入燕麦片，继续煮至粥变黏稠即可。

 养人功效 苦荞有调节血糖、血脂，改善心脑血管微循环等功效，对糖尿病、高血压、高脂血症具有很好的食疗效果。

番石榴粥

◎ 材料 番石榴 80 克，大米 100 克。

● 做法

1 大米淘洗干净，浸泡 30 分钟；番石榴洗净，去皮后切薄片。

2 将大米、番石榴放入锅内，加适量清水，置大火上烧沸，再用小火煮 25 分钟即可。

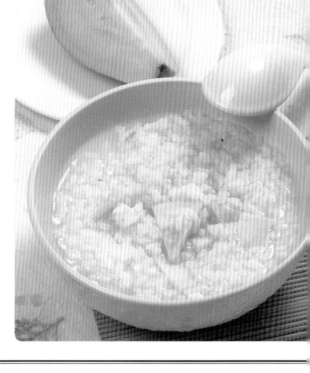

> **养人功效** 这道粥能增强胰岛素的敏感性，平稳血糖。番石榴含有铬元素，有助于改善糖尿病患者和糖耐量受损者的葡萄糖耐量，增强胰岛素的敏感性；其所含的番石榴多糖也有利于控制血糖，减轻糖尿病患者的症状。

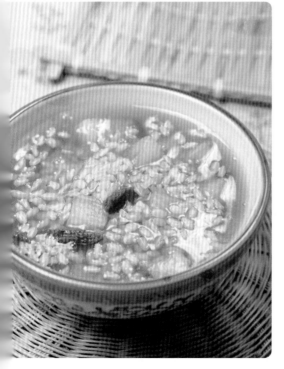

山药糙米粥

◎ 材料 山药60克，糙米100克，枸杞子5克。

● 做法

1 糙米洗净后用水浸泡4小时；山药洗净，去皮，切丁；枸杞子洗净。

2 锅内加适量清水烧开，加入糙米，大火煮开后转小火。

3 煮40分钟，加入山药丁，煮软烂后加入枸杞子即可。

> **养人功效** 糙米富含膳食纤维，能增强饱腹感，控制热量的摄入，还能促进脂肪分解；山药含有大量的黏液蛋白，能益五脏，有平稳血糖的作用，和糙米一起煮粥食用，效果更好。

Part 13

常见病调养粥——无病一身轻松

脂肪肝

◎ 饮食原则

1 尽量少摄取动物油、动物内脏、鸡皮等含脂肪、胆固醇比较高的食物。

2 多食用蔬菜、水果和菌藻类食物，以保证充足的膳食纤维的摄入。

3 少吃蔗糖、果糖、葡萄糖和含糖量高的糕点等食物。

● 重点推荐食材

降低胆固醇	养肝明目	抑制肝脏脂肪吸收	加速胆固醇排泄
海带	菊花	绿豆	金橘

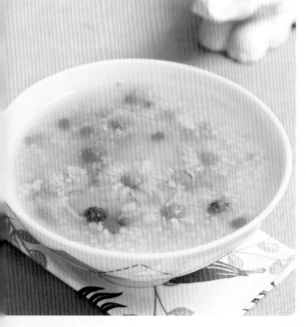

平肝降火

菊花绿豆粥

◎ 材料 小米 60 克，绿豆 30 克，菊花 5 克。

● 做法

1 绿豆洗净后用水浸泡 4 小时；小米、菊花分别洗净。

2 锅内加适量清水烧开，加入绿豆，大火煮开后加入小米，转小火。

3 煮 40 分钟，加入菊花，继续煮 5 分钟即可。

 养人功效 绿豆可以清热去火，菊花可以疏风散热、平肝明目。二者搭配小米一起煮粥，具有平肝去火、清热明目的功效。

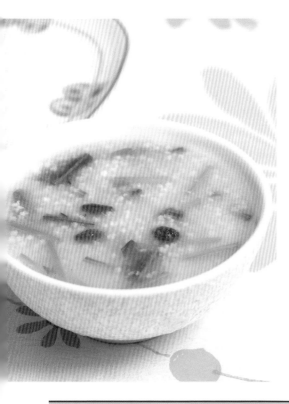

菠菜枸杞小米粥

◎ 材料 菠菜、小米各50克，枸杞子10克。

● 做法

1 菠菜洗净，焯水后切段；小米、枸杞子分别洗净。

2 锅内加适量清水烧开，加入小米，大火煮开后转小火。

3 煮30分钟，加入枸杞子煮至小米酥烂，下入菠菜段搅匀煮开即可。

养人功效 菠菜富含类胡萝卜素、维生素C等，能润燥滑肠、养肝明目；枸杞子含有丰富的胡萝卜素、维生素、钙、铁等，能滋补肝肾、益精明目。二者和小米一起煮粥食用，具有养肝护肝、清热除烦、明目止渴的功效，对脂肪肝患者有较好的食疗作用。

补肝养血，降脂清肠

海带黑豆粉粥

◎ 材料 黑豆粉50克，玉米粉30克，海带30克，红枣5枚。

● 做法

1 海带洗净后用水浸泡4小时，切小片；红枣洗净，去核。

2 锅内加适量清水烧开，放入红枣、海带片，大火煮开后转中火。

3 煮25分钟，加黑豆粉、玉米粉搅匀，改用小火煮5分钟即可。

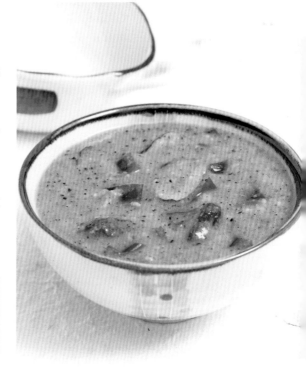

养人功效 黑豆粉富含蛋白质、脂肪及矿物质，能软化血管，降低血脂；海带含大量膳食纤维及矿物质，可促进血液中脂肪的代谢，降低胆固醇，预防心血管疾病；红枣富含多种维生素，有保护肝脏的功效。三者煮食，具有补肝养血，对防治脂肪肝有一定功效。

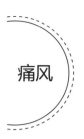

痛风

◎ 饮食原则

1 限制摄入脂肪含量高的食物，脂肪摄入过多会减少尿酸的排出。

2 多喝水，以促进体内尿酸的排出。多吃碱性食物，少吃酸性食物，如煎炸食物等不宜多吃，否则会加重肝肾负担，对排尿酸不利。

3 少吃盐和刺激性调味品或香料；禁用嘌呤含量高的食物，浓肉汤、浓鱼汤中嘌呤含量较高，痛风患者不宜食用。

● 重点推荐食材

促尿酸排出	降压，利尿消肿	降脂，利尿	益肾气，利小便
大米	冬瓜	玉米	小米
			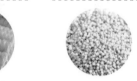

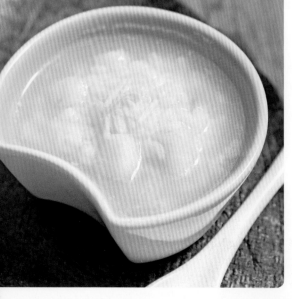

利尿，利于尿酸排出

冬瓜粥

◎ 材料 大米80克，冬瓜150克。

◎ 调料 姜丝3克。

● 做法

1 大米洗净，用水浸泡30分钟；冬瓜洗净，去皮、瓤，切小块。

2 锅内加适量清水烧开，加入大米，大火煮开后转小火。

3 煮30分钟，加入冬瓜块，转小火炖煮至熟软，加入姜丝煮2分钟即可。

 养人功效 冬瓜是碱性食品，钾的含量很高，多食可以降低血和尿液的酸度，而且具有利尿作用，对痛风患者很有利。

対高尿酸血症者有益

红枣莲子糯米粥

◎ 材料 鲜莲子30克，糯米100克，红枣2枚。

◎ 调料 白糖适量。

● 做法

1 新鲜莲子去心，洗净；糯米洗净后，浸泡4小时；红枣洗净，去核。

2 锅中加水烧开，放入备好的材料小火熬煮成粥，加白糖搅匀即可。

养人功效 红枣中的维生素C能促进尿酸排出，莲子富含钙、磷、镁、钾等，搭配糯米，对高尿酸血症者有益。

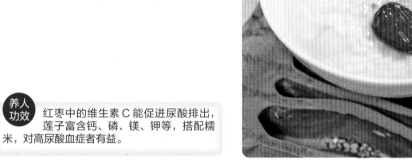

促进尿酸溶解与排出

小米红枣粥

◎ 材料 小米80克，大米、红豆各25克，红枣10枚。

◎ 调料 红糖5克。

● 做法

1 小米洗净；大米洗净，用水浸泡30分钟；红枣洗净，去核；红豆洗净，浸泡4小时。

2 锅内加适量清水烧开，加入小米、红豆、大米，大火煮开后转小火。

3 煮20分钟，加入红枣煮15分钟，加入红糖搅匀即可。

养人功效 这道粥具有含钾高、含钠低的特点，而钾有利尿作用，对痛风患者十分有益；且富含膳食纤维，进食后能使人很快产生饱腹感，尽快促进尿酸的排出。

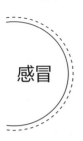

感冒

◎ 饮食原则

1 感冒初期多饮水，多吃清淡、稀软的粥汤等。这样可以减轻肠胃负担。风热感冒多喝白开水，风寒感冒可以多喝点姜糖水。

2 感冒后期，可以多吃一些开胃健脾、调补正气的食物，如红枣、银耳、芝麻、木耳等。

3 忌辛辣油腻、滋补酸涩食物。如羊肉、鱼虾、螃蟹、人参、麦冬、桂圆、石榴等；黏糯的甜品也不宜食用。

● 重点推荐食材

对风寒感冒有益	抵抗病毒	清热利咽	润肺止咳
生姜	葱	莲藕	杏仁

散寒发汗，化痰止咳

驱寒姜枣粥

◎ 材料 鲜玉米粒 50 克，鲜豌豆 30 克，红枣 6 枚，大米 50 克，姜片 15 克。

● 做法

1 大米洗净，用水浸泡 30 分钟；鲜豌豆、鲜玉米粒洗净；红枣洗净，去核。

2 锅内加适量清水烧开，加入大米，大火煮开后转小火。

3 煮 10 分钟，加入姜片、红枣、鲜豌豆与鲜玉米粒，继续煮 20 分钟即可。

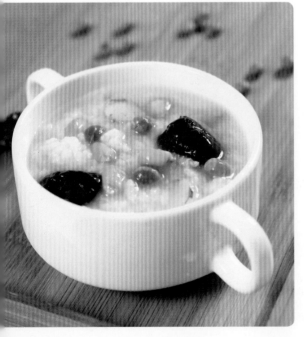

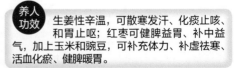

养人功效 生姜性辛温，可散寒发汗、化痰止咳、和胃止呕；红枣可健脾益胃、补中益气，加上玉米和豌豆，可补充体力、补虚祛寒、活血化瘀、健脾暖胃。

葱白大米粥

◎ 材料 大米100克，葱白段30克。

◎ 调料 盐3克。

● 做法

1 大米洗净，用水浸泡30分钟。

2 锅内倒入适量水烧开，加入大米，大火煮开后转小火。

3 煮30分钟，待大米将熟时，把葱白段放入锅中，米烂粥熟时放入盐调味即可。

养人功效 葱白具有发汗解表、宣肺平喘、利水消肿的作用，煮粥食用可以很好地防治风寒感冒。

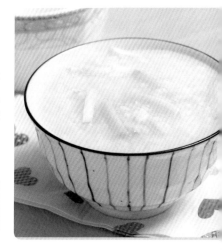

生姜大米粥

◎ 材料 大米100克，枸杞子10克，姜末25克。

● 做法

1 大米洗净，用水浸泡30分钟；枸杞子洗净。

2 锅内加适量清水烧开，加入大米、姜末煮开后转小火。

3 煮30分钟，加入枸杞子，小火熬煮10分钟即可。

养人功效 这道粥可散寒发汗，对胃寒呕吐者有很好的效果。

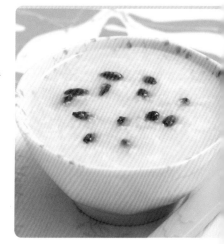

姜汁莲藕粥

◎ 材料 莲藕、大米各100克，姜汁20克。

● 做法

1 莲藕去皮、洗净、切块；大米洗净，用水浸泡30分钟。

2 锅内加适量清水烧开，加入莲藕、大米，大火煮开后转小火。

3 煮30分钟后，加入姜汁，继续煮5分钟即可。

养人功效 莲藕具有养阴和润燥的作用；生姜能促使体内的病菌、寒气排出。二者同食对感冒有很好的疗效。此粥适合换季时食用，可缓解肺热、肺燥带来的不适。

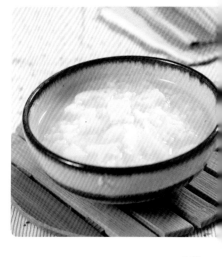

咳嗽

◎ **饮食原则**

1 多喝水。湿润呼吸道黏膜，使痰容易咳出；增加排尿量，促进有害物质的排泄。

2 风寒咳嗽（舌苔发白，痰稀）吃温热、化痰的食物；风热咳嗽（舌苔发红或发黄，痰质黄稠）吃清肺热、化痰止咳的食物。

3 忌生冷，忌辛辣。生冷、辛辣食品会刺激咽喉部，使咳嗽症状加重。

● **重点推荐食材**

润肺止咳	对肺热、肺燥有益	有效缓解咳嗽	辅治咳嗽
雪梨	百合	枇杷	桂花

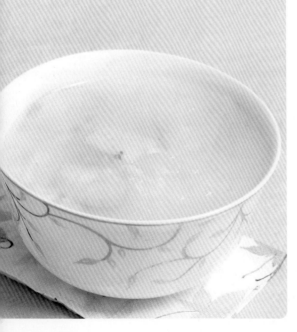

润肺止咳

冰糖银耳雪梨粥

◎ 材料 雪梨 200 克（约 1 个），大米 50 克，干银耳 5 克。

◎ 调料 冰糖5克。

● 做法

1 干银耳泡发，洗净，去黄蒂，撕小朵；雪梨洗净，切块；大米洗净，用水浸泡 30 分钟。

2 锅内加适量清水烧开，加大米、银耳，煮开后转小火。

3 煮 40 分钟，加入梨块煮 5 分钟，加冰糖煮 5 分钟至其化开即可。

 养人功效 银耳滋阴止咳、润肠开胃；冰糖雪梨润肺化痰。一起煮粥食用有清心、润肺、止咳的功效。

润肺，止咳

鲜藕百合枇杷粥

◎ 材料 莲藕50克，鲜百合、枇杷各30克，小米100克。

● 做法

1 小米洗净；鲜百合剥开，洗净；莲藕洗净后去皮，切片；枇杷洗净，去皮、去核。

2 锅内加适量清水烧开，加入莲藕片和小米，大火煮开后转小火。

3 煮30分钟，加入百合、枇杷煮开后转小火，煮至黏稠即可。

养人功效 百合能补中润肺、镇静止咳；枇杷可润燥清肺、止咳降逆；莲藕可润燥。此粥可以很好地润泽呼吸道及肺，对因肺燥津伤所致的咳嗽有较好的食疗作用。

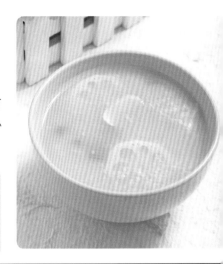

止咳，化痰，散瘀

金桂糙米粥

◎ 材料 干桂花5克，糙米100克。

● 做法

1 糙米洗净后用水浸泡4小时；干桂花洗净。

2 锅内加适量清水烧开，加入糙米，大火煮开后转小火。

3 煮50分钟，放入干桂花，用勺子顺时针轻轻搅拌，煮5分钟即可食用。

养人功效 桂花有化痰、散瘀的功效，对辅治咳嗽有益；糙米可促进血液循环，提高人体免疫功能。二者同食可以促使病症早日消除。

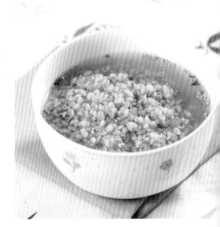

防治咳嗽

莲子大米粥

◎ 材料 大米100克，莲子40克。

◎ 调料 冰糖5克。

● 做法

1 莲子洗净；大米洗净，用水浸泡30分钟。

2 锅内加适量清水烧开，加入莲子和大米，大火煮开后转小火。

3 煮30分钟，继续煮至粥黏稠，加入冰糖煮5分钟，至其化开即可。

养人功效 莲子富含淀粉、蛋白质、脂肪及多种维生素，可用于防治咳嗽所致的口干舌燥、嗓子疼痛、声音嘶哑等症状，它和大米煮食，具有较好的防治咳嗽的功效。

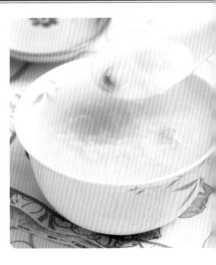

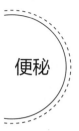

便秘

◎ 饮食原则

1 多喝水，可软化粪便，利于排泄。清晨喝一杯蜂蜜水，是便秘患者应该养成的习惯。

2 摄入足够的粗粮、新鲜蔬菜、水果等富含膳食纤维的食物，有助于维持肠道菌群环境，利于清肠和排便。

3 润肠食物不可缺。食用核桃仁、芝麻等富含油脂的坚果，有润肠通便的作用。

● 重点推荐食材

刺激肠胃蠕动	促进排便	通便，降脂	润肠通便
糙米	红薯	燕麦	松仁

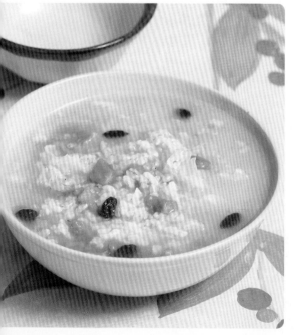

促进肠蠕动

银耳木瓜糙米粥

◎ 材料 木瓜 150 克，糙米 70 克，大米 30 克，水发银耳 20 克，枸杞子 10 克。

● 做法

1 糙米洗净后用水浸泡 4 小时；大米洗净，用水浸泡 30 分钟；木瓜去皮、子，洗净，切丁；水发银耳洗净，去黄蒂，撕小朵；枸杞子洗净。

2 锅内加适量清水烧开，加糙米、大米、银耳，煮开后转小火。

3 煮 40 分钟，加枸杞子、木瓜丁，继续煮 5 分钟即可食用。

养人功效 这道粥膳食纤维含量高，且含有多种维生素，可以促进肠道益生菌生长，软化粪便，并帮助其排出。

健脾益胃，润肠通便

松仁黑芝麻山药粥

◎ 材料 大米、山药各100克，黑芝麻、松仁各5克。
◎ 调料 冰糖3克。
● 做法

1 大米洗净，用水浸泡30分钟；山药去皮，切小块；松仁洗净，用刀压碎。

2 锅内加适量清水烧开，加入大米、山药块，大火煮开后转小火。

3 煮30分钟，加入松仁碎、黑芝麻和冰糖，煮5分钟至冰糖化开即可。

养人功效 山药具有健脾益胃的功效；芝麻和松仁富含脂肪。三者搭配做粥能润肠通便。

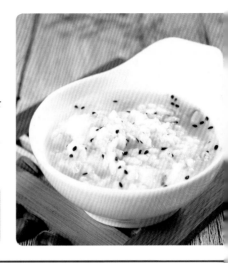

促进消化，预防便秘

核桃百合杂粮粥

◎ 材料 核桃仁50克，小麦、莲子、红豆各30克，干百合10克，花生仁20克，红薯80克。
● 做法

1 将莲子、红豆、小麦清洗后浸泡4小时；干百合泡软，洗净；核桃仁洗净后，用刀压碎；花生仁洗净；红薯洗净，去皮，切小块。

2 锅内加适量清水烧开，加入除红薯外的所有食材，大火煮开后转小火。

3 煮40分钟，倒入红薯块，继续煮约20分钟后即可。

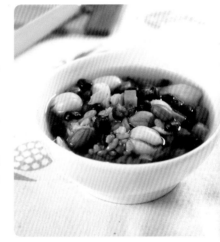

促进消化，降胆固醇

牛油果香蕉麦片粥

◎ 材料 牛油果30克，香蕉50克，燕麦片80克，牛奶200克。
● 做法

1 将燕麦片熬煮成粥，混入牛奶。

2 牛油果取肉、压泥；香蕉取肉、压泥。

3 牛油果泥、香蕉泥混合后，加入牛奶燕麦搅匀即可。

养人功效 牛油果含膳食纤维；香蕉中可溶性膳食纤维含量很高，能清除体内多余的胆固醇。搭配燕麦做粥，可促进消化，降低胆固醇。

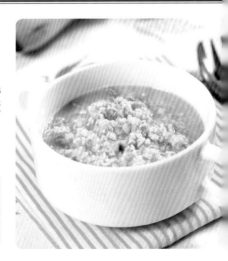

腹泻

◎ 饮食原则

1 腹泻者应进食细、软、烂、易消化的食物，最好进些流食，并且要适当补水。

2 腹泻期间，体内会流失很多维生素，应吃些维生素含量丰富的食物，如新鲜蔬菜、纯果汁等，以补充营养。

3 多吃一些健脾止泻及酸性、有收涩作用的食物。切忌食用生、冷、寒、凉的食物以及肥腻、坚硬和刺激性食物。

● **重点推荐食材**

止痢	修复肠胃	补营养，缓解腹泻	收敛，杀菌，止泻
苋菜	荔枝	山药	石榴

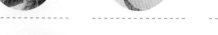

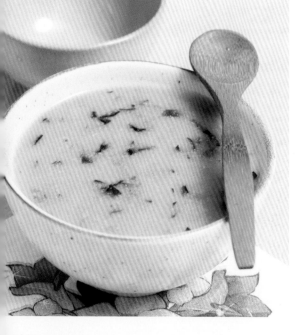

调节胃肠道功能

苋菜玉米面粥

◎ 材料 玉米面100克，苋菜50克。

◎ 调料 盐3克。

● 做法

1 玉米面放入碗中，用温水调成糊；苋菜洗净后切碎。

2 锅内加适量清水烧开，煮开后倒入玉米面糊，略滚后转小火。

3 煮至黏稠，加入苋菜碎不停搅拌，熬煮约2分钟，加盐调味即可。

 养人功效 苋菜清热利湿，凉血止血；玉米属于粗纤维类的食物，能促进胃肠蠕动。一起熬粥食用可以调节胃肠道功能。

温补脾胃，防止腹泻

荔枝红豆粥

◎ 材料 红豆60克，荔枝50克，大米40克。

● 做法

1 红豆洗净后用水浸泡4小时；大米洗净，用水浸泡30分钟；荔枝去壳，去核。

2 锅内加适量清水烧开，加入红豆、大米，大火煮开后转小火。

3 煮50分钟，加入荔枝略煮即可。

养人功效 荔枝的蛋白质和维生素含量都很丰富，可补脾益肝，搭配补血益气、健脾胃的红豆，可温补脾胃，防止脾虚型腹泻。

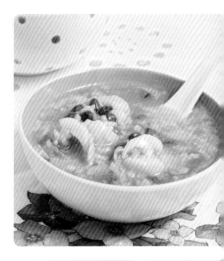

健脾渗湿，滋补肺肾

薏米山药粥

◎ 材料 薏米、大米各50克，山药100克。

● 做法

1 薏米洗净用水浸泡4小时，大米洗净用水浸泡30分钟；山药洗净，去皮，切成丁。

2 锅内加适量清水烧开，放入薏米、大米，大火煮开后转小火。

3 煮40分钟，加入山药丁，煮至山药及米粒熟烂即可。

养人功效 山药和薏米同食具有健脾渗湿、滋补肺肾的功效，适用于消化不良性腹泻、大便溏泻、全身无力、心悸气短等症状者食用。

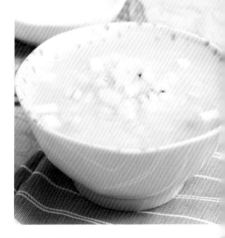

解毒，止吐泻

紫藤花粥

◎ 材料 大米80克，糯米30克，紫藤花10克。

◎ 调料 冰糖3克。

● 做法

1 糯米洗净，用水浸泡4小时；大米洗净，用水浸泡30分钟；把紫藤花放入清水浸泡后捞出。

2 锅内加适量清水烧开，煮开后加入紫藤花，焯水捞出，过凉水。

3 锅内加适量清水，加入糯米、大米，大火煮开后转小火。

4 煮40分钟，放入紫藤花，煮开5分钟，加入冰糖，煮至其化开即可。

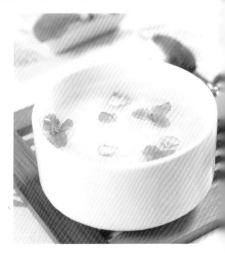

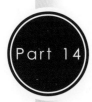

Part 14 女性美颜养生粥

——修炼高颜值、好气色

润肤
养颜

◎ 饮食原则

1 应该多食用富含维生素 C 的食物，如猕猴桃、鲜枣、草莓、樱桃等。

2 不宜食用辛辣、煎炸、刺激性食物。不宜食用富含酪氨酸的食物，如巧克力、奶酪、炼乳等。

3 多吃能补气血的食物，如牛肉、红枣、桂圆、鲤鱼等。

● 重点推荐食材

补水美肤	滋阴，美容嫩肤	延缓衰老	使皮肤光泽细腻
樱桃	银耳	猪血	红枣

补养气血

生姜豆芽粥

◎ 材料 黄豆芽50克，大米100克，生姜10克。

● 做法

1 生姜洗净，切成细丝；黄豆芽洗净，除去根须；大米洗净，用水浸泡30分钟。

2 将大米、生姜丝同放入锅内，加适量清水，置大火上烧沸，转小火煮20分钟，加黄豆芽煮熟即可。

 养人功效 这道粥有补气养血的作用，能使人容光焕发、肤色红润。

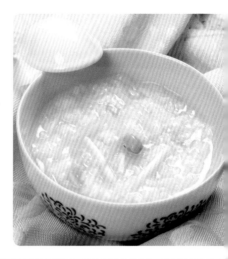

排毒养颜

红米莲子粥

◎ 材料 红米80克，莲子40克。

◎ 调料 红糖（或冰糖）20克。

● 做法

1 莲子洗净，浸泡4小时；红米洗净，浸泡4小时后沥水。

2 锅置火上，加适量清水烧开，放入红米、莲子，用中火煮沸，转小火熬煮40分钟，加入红糖搅匀，或加冰糖煮至冰糖化开即可。

 养人功效 红米可有效排出体内毒素，与莲子同用，则具有清心降火、排毒养颜的作用。

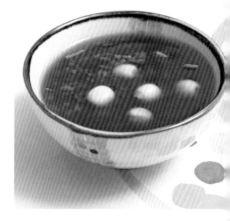

美白淡斑，补血

薏米红枣美颜粥

◎ 材料 糯米80克，薏米30克，红枣10枚。

◎ 调料 红糖3克。

● 做法

1 薏米、糯米洗净，用水浸泡4小时；红枣洗净，去核。

2 锅内加适量清水，加入薏米、糯米，大火煮开后转小火。

3 煮50分钟，加入红枣，煮10分钟至米粒糊化成粥状，加入红糖搅匀即可。

 养人功效 这道粥不仅美容养颜，口感还香甜绵软，常食可以保持人体肤色红润，皮肤光泽细腻。

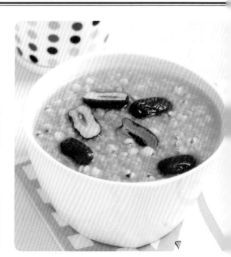

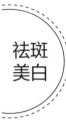

祛斑
美白

◎ 饮食原则

1 可以选择维生素C、维生素E丰富的果蔬或坚果等，如猕猴桃、草莓、葡萄、生菜、菜花、苦瓜、黑芝麻、核桃等，有抗氧自由基、促进胶原蛋白合成的作用，可以有效对抗日晒伤害。

2 应该避免食用辛辣、煎炸、油腻的食物。

● 重点推荐食材

美白，淡化色斑	保持好气色	补血嫩肤	护肤，抗衰老
番茄	红枣	红豆	紫薯

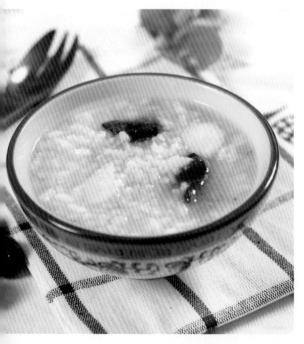

滋补脾胃，养心安神

红枣山药糙米粥

◎ 材料 糙米30克，大米80克，山药100克，红枣6枚。

● 做法

1 糙米洗净后用水浸泡4小时；大米洗净，用水浸泡30分钟；山药去皮，切小块；红枣洗净，去核。

2 锅内加适量清水烧开，加入糙米和大米，大火煮开后转小火。

3 煮40分钟，加入红枣、山药块煮10分钟即可。

红豆薏米粥

◎ 材料 红豆、薏米、大米各50克。

◎ 调料 冰糖3克。

● 做法

1 红豆、薏米洗净，用水浸泡4小时；大米洗净，用水浸泡30分钟。

2 锅内加适量清水烧开，加入红豆、薏米、大米，大火煮开后转小火。

3 煮1小时，加入冰糖煮至冰糖化开即可。

 养人功效 红豆和薏米搭配做粥，可美白肌肤，使肌肤更润滑、舒缓，还可修复晒后肌肤。

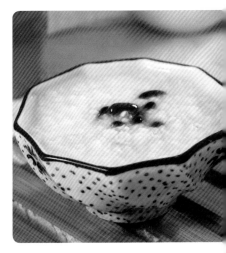

润肤，排毒

薏米百合红枣粥

◎ 材料 薏米80克，干百合15克，红枣10枚。

◎ 调料 冰糖适量。

● 做法

1 干百合洗净，泡软；薏米洗净，浸泡4小时；红枣洗净，去核。

2 锅置火上，放入清水大火烧开，放薏米、红枣，用大火煮开，转小火熬煮约40分钟。

3 煮至烂熟时放入百合、冰糖，再次煮熟即可。

 养人功效 这道粥可以抑制肌肤中黑色素的生成，能使皮肤变得光洁白皙。

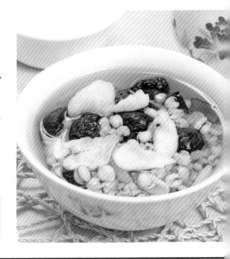

抗衰补血

麦片紫薯粥

◎ 材料 紫薯50克，大米30克，燕麦片25克。

● 做法

1 大米洗净，用水浸泡30分钟；紫薯去皮，切小块。

2 锅内加适量清水烧开，加入大米和紫薯块，大火煮开后转小火。

3 煮30分钟，加入燕麦片，继续煮至黏稠即可。

 养人功效 紫薯含花青素，可提升机体免疫力，清除体内自由基；燕麦富含膳食纤维，能降血脂、平稳血糖。这道粥可有效抗衰补血。

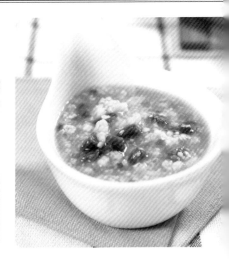

防皱
抗衰

◎ 饮食原则

1 补充富含胡萝卜素的食物，如南瓜、胡萝卜、哈密瓜、芒果等，可促进胶原蛋白的合成。

2 补充富含维生素 C 的食物，如菠菜、芹菜、苦瓜、猕猴桃、葡萄、鲜枣等，能还原维生素 E，防止细胞老化。

3 补充富含维生素 E 的食物，如小麦胚芽、黄豆、核桃、杏仁、香油等，防止细胞老化。

● 重点推荐食材

延缓皮肤衰老	养颜，消除皱纹	抗氧化，润肤	有效对抗自由基
牛奶	三文鱼	葡萄	黑豆

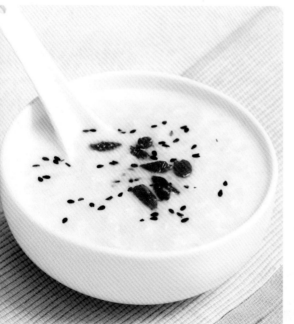

防皱抗衰，润泽肌肤

奶香黑芝麻粥

◎ 材料 牛奶 200 克，大米 100 克，熟黑芝麻 20 克，枸杞子 10 克。

◎ 调料 冰糖3克。

● 做法

1 大米洗净，用水浸泡 30 分钟；枸杞子洗净。

2 锅内加入适量清水烧开，加入大米，煮开后转小火煮 40 分钟，加入牛奶、枸杞子煮开后，加冰糖煮 5 分钟，撒上熟黑芝麻搅匀即可。

养人功效 牛奶富含优质蛋白质、钙等，可美白润肤、防老抗衰；黑芝麻富含维生素 E、钙、铁等营养素，可预防贫血、乌发养颜。搭配枸杞子、大米煮粥，可防皱抗衰、润泽肌肤。

防止肌肤干燥，祛皱

牛奶大米粥

◎ 材料 牛奶150克，大米60克。

◎ 调料 白糖3克。

● 做法

1 大米洗净，用水浸泡30分钟。

2 锅内加适量清水烧开，加入大米，大火煮开转小火。

3 煮30分钟，加入牛奶搅匀，待粥稍凉后加白糖搅匀即可。

 养人功效 牛奶含有丰富的蛋白质、维生素与矿物质，具有天然保湿效果，易被皮肤吸收，能防止肌肤干燥，并可修补干纹。

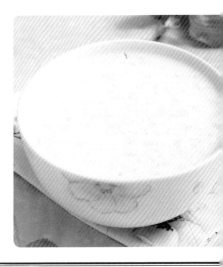

美容养颜，排毒通便

苹果养颜粥

◎ 材料 大米100克，苹果1个，葡萄干30克。

◎ 调料 蜂蜜适量。

● 做法

1 大米洗净，用水浸泡30分钟；苹果洗净，切片；葡萄干洗净。

2 锅内加适量清水烧开，加入大米和苹果片，再次煮开后转小火。

3 煮30分钟，将葡萄干放入碗中，倒入滚烫的粥，搅匀，凉至温热，加入蜂蜜搅匀即可。

 养人功效 苹果含维生素C、果胶和膳食纤维，可清除体内毒素，减少皮肤雀斑、黑斑；蜂蜜有很强的抗氧化作用。二者搭配做粥，具有美容养颜、排毒通便的作用。

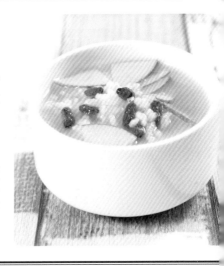

活血，抗氧化

黑豆蛋酒粥

◎ 材料 黑豆、米酒各100克，鸡蛋2个。

◎ 调料 白糖3克。

● 做法

1 黑豆洗净后用水浸泡4小时；鸡蛋带壳洗净，煮熟，去壳。

2 锅内加适量清水烧开，加入黑豆，大火煮开后转小火。

3 煮50分钟，待黑豆烂熟，加入白糖，将鸡蛋再放入锅中，倒入米酒煮开即可。

 养人功效 这道粥中的维生素E和B族维生素含量较高，对清除体内自由基、减少皮肤皱纹有一定作用。

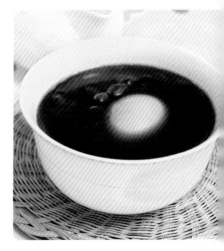

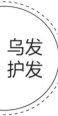

◎ 饮食原则

1 适当多食含不饱和脂肪酸、蛋白质及维生素 A 的食物，如黑芝麻、核桃、黑豆等。

2 要养成好的饮食习惯，不宜饮用碳酸饮料，不宜食用高糖、辛辣、油腻食物。

● 重点推荐食材

滋补肝肾，乌发	养肾，使头发黑亮	强筋益肾，护发	补血生髓，养发
何首乌	黑米	黑豆	黑芝麻

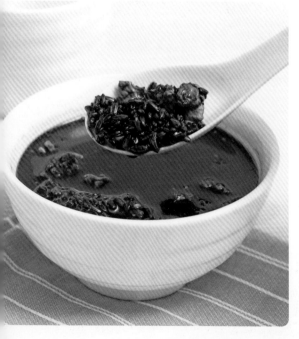

补肾强肝，乌发

何首乌乌发粥

◎ 材料 黑米100克，何首乌5克，黑芝麻20克，核桃仁15克。

◎ 调料 冰糖3克。

● 做法

1 何首乌洗净，煎煮30分钟，去渣取汁；黑米洗净，用水浸泡4小时；核桃仁洗净后，压碎。

2 锅内放何首乌汁和适量水烧开，加入黑米、黑芝麻、核桃仁碎，大火煮开后转小火煮40分钟，加冰糖煮化即可。

养人功效 何首乌可补肝肾、益精血、乌须发；黑芝麻可补肾强肝，防治须发早白、脱发等症；核桃仁可补肾固精、润肌乌发。三者和黑米煮粥，具有补肾强肝、固精、乌发等作用。

八宝黑米粥

◎ 材料 黑米、薏米各30克，芡实、莲子、花生仁、核桃仁、干百合、蜜樱桃各5克，红枣6枚。

◎ 调料 冰糖5克。

● 做法

1 核桃仁洗净，压碎；红枣洗净，去核；芡实、花生仁洗净后用水浸泡2小时；干百合洗净，泡软；黑米、莲子、薏米用水浸泡4小时。

2 锅内加适量清水烧开，放入所有食材，大火煮开后转小火。

3 煮约1小时，放入冰糖煮5分钟即可。

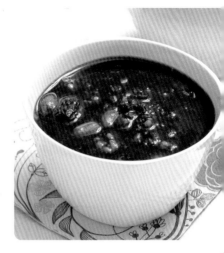

黑芝麻麦片枸杞粥

◎ 材料 黑芝麻粉25克，燕麦片50克，枸杞子10克。

◎ 调料 白糖3克。

● 做法

1 将黑芝麻粉放入碗中，加入适量开水调匀成芝麻糊。

2 锅内加适量清水烧开，加入芝麻糊和燕麦片，煮10分钟，加入枸杞子、白糖搅匀即可。

养人功效 枸杞子对于养精益气、温热滋补、瘦身减肥有很强的功效；黑芝麻味甘、性温，有补血、润肠、养发等功效，适于调治身体虚弱、头发早白；二者同食可养血益气、强壮筋骨、补虚生肌。

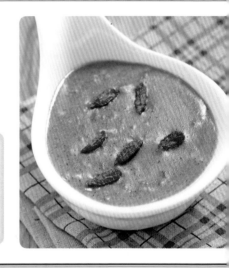

三黑乌发粥

◎ 材料 糯米50克，黑豆30克，黑枣10克，熟黑芝麻5克。

● 做法

1 糯米、黑豆洗净后用水浸泡4小时；黑枣洗净，去核。

2 锅内加适量清水，加入糯米、黑豆，大火煮开后转小火。

3 煮40分钟，加入黑枣，煮10分钟，撒熟黑芝麻即可。

养人功效 黑豆具有乌发功效；黑芝麻对肝肾不足所致的脱发、须发早白有益；黑枣可滋阴养血。三者搭配糯米煮粥，可补肾强肝、乌发。

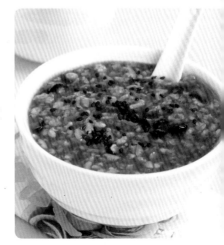

◎ 饮食原则

1 维生素 C 能促进胶原蛋白的形成，维持乳房肌肤的弹性，防止胸部下垂。维生素 C 主要存在于新鲜水果和蔬菜中，如葡萄、橙子、鲜枣、柠檬、猕猴桃、青椒等。

2 维生素 E 可以促进乳腺发育，坚果类、蛋奶类、谷物类、芹菜、圆白菜、芦荟都是很好的食物来源。

● 重点推荐食材

丰胸美体	刺激雌激素分泌	丰胸，润肤	丰胸，防衰老
芋头	木瓜	猪蹄	花生

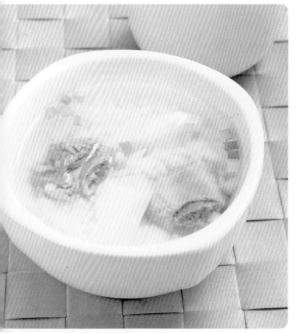

美胸丰胸

芋头猪骨粥

◎ 材料 芋头150克，猪骨200克，大米100克。

◎ 调料 葱末、盐各适量。

● 做法

1 芋头洗净，去皮，切块；猪骨洗净，斩块；大米洗净，浸泡30分钟。

2 锅内加适量清水烧开，加入猪骨，煮开后加盐调味，转小火熬煮。

3 煮1小时后，滤去骨渣，加入大米、芋头块，再熬煮成粥，加盐略煮，撒上葱末即可。

 养人功效 芋头可辅治中气不足，久服能补肝胃，添精益髓，丰润肌肤；猪骨含有胶原蛋白。搭配做粥，有较好的辅助美胸丰胸效果。

使胸部细胞细腻

花生猪蹄粥

◎ 材料 大米100克，花生仁30克，猪蹄1只。

◎ 调料 料酒5克，葱末、盐各3克。

● 做法

1 猪蹄洗净，剁小块，放入加料酒的沸水锅中焯去血水；大米洗净，用水浸泡30分钟；花生仁洗净。

2 锅内加适量清水烧开，加入猪蹄块、花生仁，大火煮开后转小火。

3 煮约1.5小时，加入盐、葱末即可。

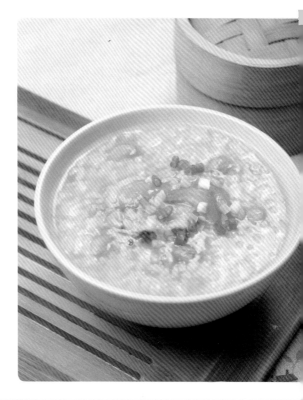

> **养人功效** 猪蹄中含有丰富的胶原蛋白，是构成肌腱、韧带及结缔组织的主要蛋白质成分，适量食用猪蹄，可促进雌激素分泌，有益于皮肤细腻；花生含多不饱和脂肪酸，可促进胸部细胞丰满。

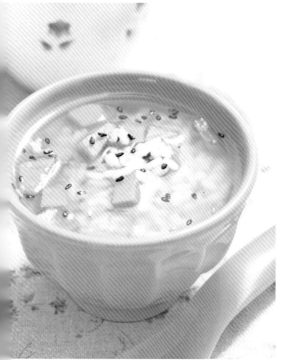

使乳腺畅通，丰胸

黑芝麻木瓜粥

◎ 材料 熟黑芝麻20克，大米70克，木瓜200克。

◎ 调料 冰糖3克。

● 做法

1 大米洗净后用水浸泡30分钟；木瓜去皮、去子，切块。

2 锅内加适量清水，加入大米，大火煮开转小火。

3 煮40分钟，放入木瓜块，小火煮5分钟，放入冰糖煮5分钟，至其化开，撒上熟黑芝麻即可。

> **养人功效** 这道粥含木瓜酶，不仅对乳腺发育很有助益，还能刺激雌激素分泌，从而达到丰胸的目的。

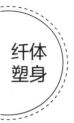

纤体
塑身

◎ 饮食原则

1 要限制每天摄入的总热量，同时三餐分配要得当。早、中、晚热量摄入比以3∶4∶3为宜，可根据职业、劳动程度和生活习惯进行适当调整。

2 常吃饱腹感强、热量低的食物，如土豆、红薯、圆白菜等。

3 不宜食用高热量食物，如碳酸饮料、糕点、腊肉香肠、油炸食品、辛辣食物等。

● 重点推荐食材

排出毒素	帮助排出体内废物	促进废物排出	润肠通便，减肥
芹菜	木耳	红豆	燕麦

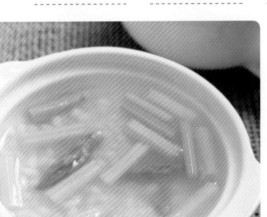

缓解便秘，促进排脂

芹菜芦笋粥

◎ 材料 大米、芹菜、芦笋各100克。

◎ 调料 盐2克。

● 做法

1 大米洗净，浸泡30分钟；芹菜和芦笋择洗干净，切小段。

2 锅内加适量清水，加入大米，大火煮开后转小火。

3 煮30分钟，至米粒开花、粥汁沸腾时加入芹菜段、芦笋段，煮10分钟，放适量盐搅匀即可。

> **养人功效** 芦笋膳食纤维含量较为丰富，有助于缓解便秘；芹菜热量低，富含膳食纤维，可以吸附肠内脂肪，促使脂肪排出体外。这道粥尤其适合在减肥期间食用。

清胃涤肠

红枣木耳粥

◎ 材料 大米100克，干木耳10克，红枣6枚。

● 做法

1 木耳泡软，洗净，撕小片；红枣洗净，去核；大米洗净，用水浸泡30分钟。

2 锅内加适量清水烧开，加入红枣、木耳片和大米，大火煮开后转小火，煮40分钟至软糯即可。

 养人功效 木耳中的胶质可把残留在胃肠道内的杂质吸附集中起来排出体外，起到清胃涤肠的作用；红枣中的果糖、葡萄糖、低聚糖可保肝护肝，减轻化学药物对肝的损害。

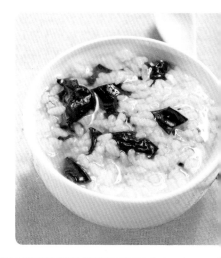

利尿消肿

山楂二豆粥

◎ 材料 红豆、绿豆、山楂各30克，大米50克，红枣6枚。

● 做法

1 红豆、绿豆洗净后浸泡4小时；大米洗净，浸泡30分钟；山楂洗净，去子；红枣洗净，去核。

2 锅中加适量水烧开，加入大米、绿豆、红豆，大火煮开后转小火。

3 煮50分钟，加入红枣、山楂煮15分钟即可。

 养人功效 红豆有润肠通便、健美减肥的作用；绿豆中脂肪含量很低。搭配山楂做成的粥高纤维、低脂肪，减肥瘦身、利尿消肿效果好。

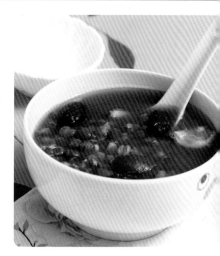

补气养血，润肠排毒

玫瑰燕麦粥

◎ 材料 燕麦、大米各50克，玫瑰花、熟黑芝麻各5克，红枣5枚。

● 做法

1 大米洗净，浸泡30分钟；燕麦洗净，浸泡4小时；红枣洗净，去核。

2 把玫瑰花倒进锅里，加适量水煮3分钟，等到花瓣发白，用漏勺去除玫瑰（留几片花瓣装饰用），留玫瑰水。

3 锅内加玫瑰水烧开，加入大米、燕麦、红枣，大火煮开后转小火。

4 煮40分钟，至米粒软烂，盛出装碗，撒熟黑芝麻和花瓣即可。

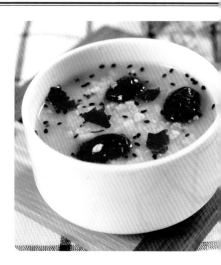

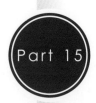

Part 15 不同人群粥

—— 悉心呵护全家人

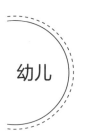

幼儿

◎ 饮食原则

1 多吃富含脂肪和维生素的食物，对幼儿的大脑发育和视力发育都十分有益，如核桃、杏仁、瓜子、开心果、芝麻、松子等，需要说明的是，一定要将坚果压碎再给婴幼儿吃，而对于较大的小孩，一定要在大人监护下吃坚果。

2 多吃富含蛋白质、钙的食物，能提供幼儿生长所需的营养，如鱼、鸡肉、蛋类、牛奶、豆类等。

3 多进食富含锌的食物，对幼儿的骨骼生长有益，如猪肝、鸡胗、海带、紫菜、瘦肉、坚果、海鱼等。

4 多吃富含碳水化合物的食物，能迅速为幼儿身体补充热量，如大米、玉米、燕麦等。

● 重点推荐食材

能提供生长所需	对骨骼生长有益	促进大脑发育	利肠胃，助成长
蛋类	紫菜	黑芝麻	土豆

蛋黄大米粥

◎ 材料 大米50克，鸡蛋1个。

● 做法

大米洗净，用水浸泡30分钟；鸡蛋煮熟，取蛋黄研碎。

2 锅内加适量清水烧开，加入大米，大火煮开后转小火。

3 煮40分钟，加入蛋黄碎，同煮5分钟搅匀即可。

养人功效 蛋黄营养丰富，富含婴幼儿发育所必需的蛋白质、脂肪、卵磷脂等，与大米一起煮粥食用，不仅能够提供热量，而且能提供幼儿生长发育所需的多种营养物质。注：较小婴儿不宜食用蛋清。

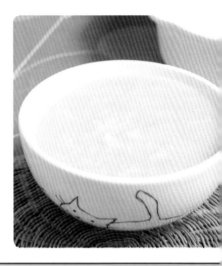

青豆蛋花粥

◎ 材料 大米50克，青豆50克，鸡蛋1个。

◎ 调料 盐1克。

● 做法

把大米洗净，用水浸泡30分钟；青豆洗净；鸡蛋打散成为蛋液。

2 锅内加适量清水烧开，加入大米，大火煮开后转小火。

3 煮40分钟，加入青豆煮15分钟，加入盐调味，煮5分钟，将蛋液倒入粥内，用勺子搅拌散开再煲1分钟即可。

养人功效 青豆性平，有健脾宽中、润燥消水的作用，加上鸡蛋煮粥，营养丰富、口感绵软，可以增进孩子的食欲。注：此粥适合较大幼儿食用。

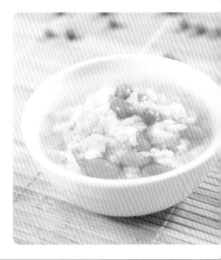

肉末紫菜粥

◎ 材料 大米50克，猪肉末25克，紫菜5克。

● 做法

大米洗净，用水浸泡30分钟；紫菜洗净，撕开。

2 锅内加适量清水烧开，加入大米，大火煮开后转小火。

3 煮40分钟，放入猪肉末煮至粥将成时，加入紫菜略煮片刻即可。

养人功效 猪肉中富含蛋白质、脂肪、铁等；紫菜富含碘、胆碱、钙、铁等，能促进发育，增强记忆力，促进牙齿和骨骼的生长。二者和大米煮粥，可提供充足的热量，还能促进身体发育。

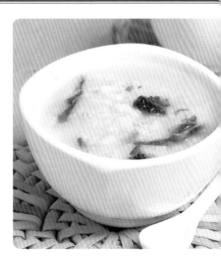

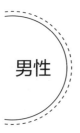

男性

◎ **饮食原则**

1 适当摄入蛋白质。可选择肉、奶、蛋、豆类及其制品，这些食物都是很好的蛋白质来源。

2 多吃蔬菜。蔬菜中含有丰富的维生素，对细胞的新陈代谢和身体健康极为重要。

3 增加矿物质的摄入。这些营养素有助于提高精子活力，预防前列腺疾病。可选择海产品（特别是牡蛎）、大豆等。

● **重点推荐食材**

提供基础热量	温中暖身	健脾补虚	提高生育能力
燕麦	羊肉	鸭肉	虾

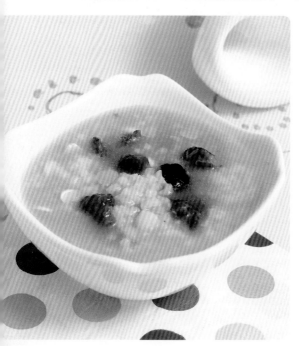

补肾壮阳，增强体力

鹌鹑杏仁粥

◎ **材料** 鹌鹑肉、大米各100克，桂圆15克，杏仁10克。

◎ **调料** 姜末、料酒、酱油各10克，盐3克。

● **做法**

1 鹌鹑肉洗净，切块，加料酒、酱油腌渍入味；大米洗净，浸泡30分钟；桂圆去壳。

2 锅置火上，加清水烧沸，放大米、桂圆、姜末、鹌鹑块、杏仁，大火煮沸后转小火熬至粥熟，加盐调味即可。

> **养人功效** 鹌鹑肉含有多种人体必需氨基酸，能温肾助阳；杏仁含有多种矿物质，可固肾壮阳、增强体力；桂圆能壮阳益气、养血安神。三者搭配食用，具有补肾生精、补气壮阳、养血安神的功效。

羊骨红枣粥

◎ 材料 羊骨200克，大米100克，红枣10枚。

◎ 调料 葱末、香菜段各5克，盐3克。

● 做法

1 羊骨洗净，剁小块；红枣洗净，去核；大米洗净，用水浸泡30分钟。

2 锅内加适量清水，加入羊骨，大火煮开后转小火。

3 煮1小时后，取出羊骨，加入大米、红枣，大火煮开后转小火。

4 继续煮40分钟，加盐、葱末、香菜段搅匀即可。

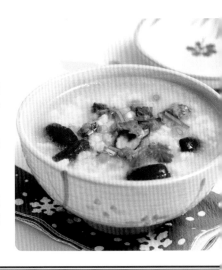

清热，补肺

鸭肉芹菜蛋黄粥

◎ 材料 糯米100克，芹菜20克，烧鸭肉50克，咸蛋黄2个。

◎ 调料 高汤500克，葱末、姜丝各5克。

● 做法

1 糯米洗净，用水浸泡4小时；烧鸭肉切片；咸蛋黄切小粒；芹菜洗净，切丁。

2 锅内倒高汤和水烧开，加入糯米，煮开后转小火煮至熟，放烧鸭肉片、咸蛋黄粒、姜丝、芹菜丁煮熟，撒葱末即可。

 养人功效 鸭肉滋阴去火，芹菜富含的膳食纤维可缓解便秘，加上咸蛋黄熬粥食用可有效补充体力。

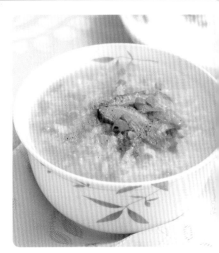

促进消化，增强肌力

茴香大米粥

◎ 材料 大米100克，小茴香15克。

◎ 调料 盐3克。

● 做法

1 小茴香洗净，放锅中煮出香味，去渣取汁；大米洗净，浸泡30分钟。

2 锅内加小茴香汁和适量水，加入大米，大火煮开后转小火煮40分钟后，加盐调味即可。

 养人功效 小茴香能刺激胃肠神经血管，促进消化液分泌，有健胃的功效；还可增强肌力，对肌肉痉挛和身体疼痛有很好的缓解作用。这款粥可温肾暖胃，散寒理气，增进食欲，增强肌力。

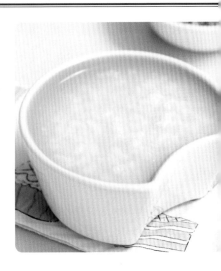

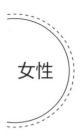

女性

◎ 饮食原则

1 多吃促进红细胞生长，增强人体免疫力的食物。如猪肝、猪血、红枣、蛋类、菌藻、黑芝麻等，可以预防缺铁性贫血，缓解痛经等现象。

2 多吃蔬菜、水果及全谷类食品。这类食物有助于皮肤保养，减肥瘦身，如苹果、豆制品、燕麦、薏米等。

● 重点推荐食材

驻颜祛斑，补血	益肾，补气血	使肤色红润	活血化瘀
红枣	黑米	阿胶	益母草

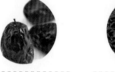

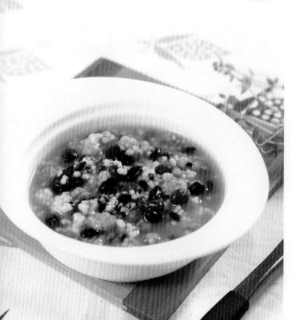

健脾补血，滋阴暖宫

暖宫养生粥

◎ 材料 小米30克，黑米、薏米、红豆、黑豆各15克，干桂圆10克，红枣6枚。

◎ 调料 红糖3克。

● 做法

1 黑豆、红豆、薏米、黑米洗净，用水浸泡4小时；小米洗净；红枣洗净，去核；桂圆去壳。

2 锅内加适量清水，加入小米、红豆、黑豆、薏米、黑米，大火煮开后转小火。

3 煮50分钟后，加入红枣、桂圆，煮15分钟，加入红糖，搅匀即可。

滋阴补血，益肝安神

黑豆莲子红豆粥

◎ 材料 莲子、黑米、荞麦、红豆各15克，黑豆30克，西米10克。

◎ 调料 红糖3克。

● 做法

1 黑豆、红豆、黑米、荞麦、莲子洗净后分别用水浸泡4小时；西米洗净。

2 锅内加适量清水，加入除了西米以外的所有材料，大火煮开后转小火。

3 煮50分钟，加入西米和红糖煮5分钟，至红糖化开即可。

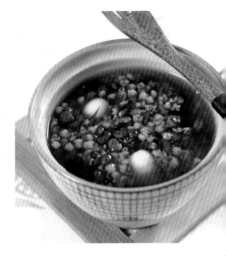

补血强身，止痛经

红豆黑米醪糟粥

◎ 材料 红豆、黑米各30克，红枣5枚，醪糟50克。

◎ 调料 红糖适量。

● 做法

1 红豆、黑米洗净，用水浸泡4小时；红枣洗净，去核。

2 锅内加适量清水，加入红豆、黑米，大火煮开后转小火。

3 煮50分钟后，加入红枣，续煮至所有材料软糯后，趁热拌入醪糟及红糖即可。

 养人功效 这道粥适合寒冷而干燥的冬日，驱寒暖身，还可缓解宫寒血瘀导致的痛经。

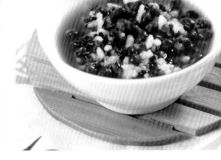

补血补虚

阿胶粥

◎ 材料 糯米100克，阿胶3克。

◎ 调料 红糖3克。

● 做法

1 阿胶洗净，捣碎；糯米洗净，用水浸泡4小时。

2 锅内加适量清水，加入糯米，大火煮开后转小火。

3 煮40分钟至粥成，放入阿胶碎搅匀，续煮10分钟，加入红糖搅匀即可。

 养人功效 这道阿胶粥有滋阴益气、养血补虚、美肌肤、抗衰老、延年益寿等功效。

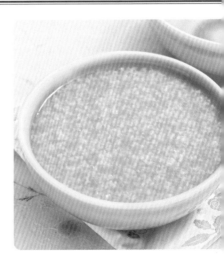

哺乳
妈妈

◎ 饮食原则

1 饮食量不宜过多。产后过量的饮食会让产妇形成生育型肥胖，对于产后恢复并无益处。

2 食物品种要多样化。产后饮食虽有讲究，但忌口不宜过度，荤素搭配还是很重要的。食物以细软、易消化为主，少吃油炸食物，少吃坚硬的带壳食物。

3 要补充水分。乳汁的分泌是使新妈妈产后水的需要量增加的原因之一。此外，产妇大多出汗较多，体表的水分挥发也多于平时。

● 重点推荐食材

补血安神	可帮助体力恢复	排恶露，下奶	气血双补
红枣	小米	鲫鱼	乌鸡

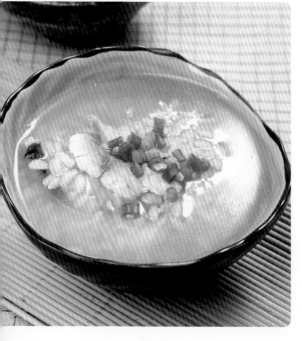

滋阴补虚

鲫鱼粥

◎ 材料 活鲫鱼1条，苎麻根20克，糯米50克。

◎ 调料 姜片、葱末各5克，盐3克。

● 做法

1 将鲫鱼去鳞及内脏，洗净，切片；糯米洗净，浸泡4小时；苎麻根洗净。

2 锅内加适量清水烧开，加入苎麻根，煎煮30分钟，去渣取汁。

3 锅内加适量清水和煎好的药汁，加入糯米、姜片，煮开后转小火。

4 煮40分钟，至粥熟，放入鲫鱼片继续煮5分钟，加盐、葱末即可。

 养人功效 这道粥中含有优质蛋白质，新妈妈经常食用可以滋阴补虚，增强体质。

乌鸡大米葱白粥

◎ 材料 乌鸡腿150克，大米100克，葱丝10克。
◎ 调料 盐3克。
● 做法

1 将乌鸡腿洗净，切块，焯烫，沥干；大米洗净，浸泡30分钟。

2 锅置火上，倒入适量清水烧开，放入乌鸡腿用大火煮沸，转小火煮15分钟，放入大米继续煮，煮沸后转小火，待米熟时放入葱丝，用盐调味即可。

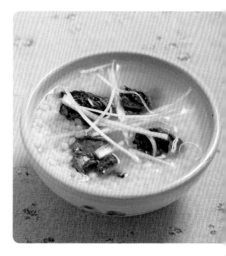

花生红枣粥

◎ 材料 糯米100克，花生仁20克，红枣10枚，鸡蛋1个。
● 做法

1 糯米、花生仁分别洗净，糯米浸泡4小时；红枣洗净，去核；鸡蛋磕入碗中，搅匀。

2 锅内加适量清水烧开，加入糯米、花生仁大火煮开后转小火。

3 煮30分钟，加入红枣，大火煮开后转小火煮20分钟，顺时针搅入蛋液即可。

养人功效 花生仁有补血益心、消除疲劳等作用；红枣可补气养血、滋补安神，和糯米一起煮粥食用，可改善哺乳妈妈的气血消耗。

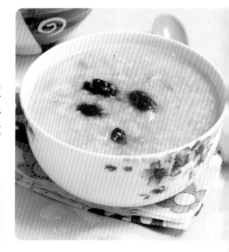

小米红糖粥

◎ 材料 小米100克。
◎ 调料 红糖5克。
● 做法

1 小米洗净。

2 锅内加适量清水烧开，加入小米，大火煮开后转小火。

3 煮30分钟，至米粒熟烂，加入红糖搅匀即可。

养人功效 小米富含B族维生素和多种矿物质，可补虚养胃、调养身体，红糖是未经炼制的粗制糖，不仅能补充热量，还含有产妇所需的铁、钙等物质。

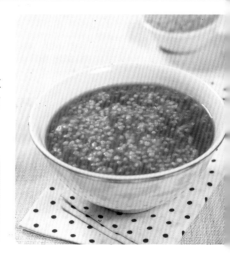

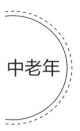

中老年

◎ 饮食原则

1 适当的热量。每日饮食要适量，不要吃过多的肉食与甜食，控制动物性脂肪的摄入量，以免造成血脂、血糖升高。

2 保证各种矿物质的摄入。钙、铁、硒和铬等对老年人比较重要。但应严格控制盐的摄入量，以防诱发高血压病。

3 多吃易咀嚼和消化的食物。应食用较为软烂的食物，不要吃过硬和不易消化的食物。

● 重点推荐食材

保持血管壁弹性	改善血液循环	防治心脑血管病	抗氧化，延缓衰老
茄子	荞麦	绿豆	香菇

保护心血管

茄子粥

◎ 材料 大米 100 克，茄子 80 克。

◎ 调料 盐3克。

● 做法

1 茄子洗净，去皮，切小块；大米洗净，用水浸泡 30 分钟。

2 锅内加适量清水烧开，加入大米，大火煮开后转小火。

3 煮 30 分钟，加入茄子块，焖煮至米烂粥稠，加盐调味即可。

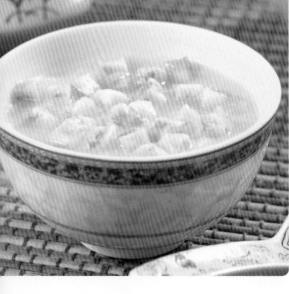

> **养人功效** 茄子含有维生素 E，可降低血胆固醇水平，还能延缓衰老；茄子还含有芦丁，能增强毛细血管的弹性，使心血管保持正常的功能，这款粥可帮助预防老年人高发的心血管疾病。

安神养心

小麦糯米花生粥

◎ 材料 糯米、小麦各30克，花生仁15克。

● 做法

1 小麦、糯米洗净，用水浸泡4小时；花生仁洗净。

2 锅内加适量清水烧开，加入小麦、糯米、花生仁，大火煮开后转小火，煮40分钟，至米烂粥熟即可。

养人功效 小麦富含碳水化合物、维生素 B_1、蛋白质等，能养心安神、除烦止渴；花生仁富含多不饱和脂肪酸、蛋白质等，可降低胆固醇，护心健脑。二者和糯米煮粥，有安神养心的功效。

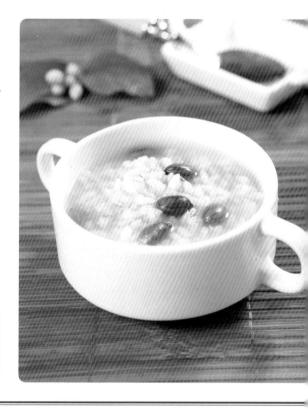

清热解毒，延缓衰老

绿豆银耳二米粥

◎ 材料 大米60克，绿豆40克，小米30克，干银耳5克，山楂糕10克。

◎ 调料 白糖3克。

● 做法

1 绿豆洗净后用水浸泡4小时；干银耳泡发，洗净，去黄蒂，撕小朵；山楂糕切成小丁；小米洗净；大米洗净，用水浸泡30分钟。

2 锅内加适量清水烧开，放入大米、小米、绿豆、银耳，大火煮开后转小火。

3 煮40分钟至豆米开花，粥黏稠，加白糖、山楂糕丁搅匀即可。

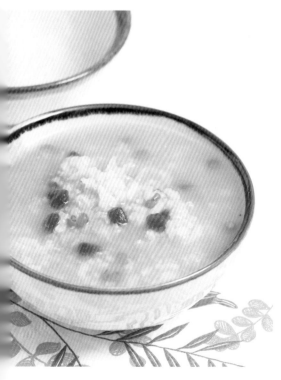

养人功效 绿豆可祛热解暑、降压明目；银耳含植物胶质。两者合煮具有益气和血、强心补脑、滋阴降火等功效。

Part 15
不同人群粥——悉心呵护全家人

191

◎ 饮食原则

1 合理膳食，保证营养均衡，多吃蔬菜和水果。

2 多吃补脑的食物，如核桃、花生、蛋黄等。

3 不宜多吃含脂肪高的食物。

● 重点推荐食材

健脑益智	供给热量，保证脑力	提高思维能力	调节紧张的神经
坚果	玉米	虾	橘子

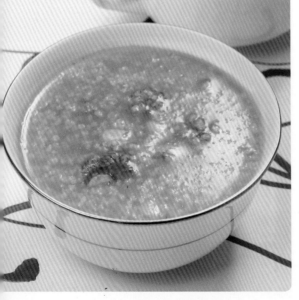

健脑益智

核桃花生粥

◎ **材料** 核桃仁、花生仁各50克，小米100克。

● **做法**

1 核桃仁洗净后，用刀压碎；小米洗净；花生仁洗净。

2 锅内加适量清水烧开，加入小米、核桃仁、花生仁，大火煮开后转小火。

3 煮40分钟至浓稠即可。

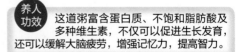

养人功效 这道粥富含蛋白质、不饱和脂肪酸及多种维生素，不仅可以促进生长发育，还可以缓解大脑疲劳，增强记忆力，提高智力。

提高记忆力，补脑健脑

三菇小米粥

◎ 材料 小米100克，金针菇、鲜香菇、平菇各30克。

◎ 调料 高汤500克，盐3克，香油适量。

● 做法

1 小米洗净；金针菇洗净，去根，切段；鲜香菇、平菇洗净，切片。

2 锅内加适量清水和高汤烧开，加入小米，大火煮开后转小火。

3 煮20分钟，加入香菇片、平菇片，熬煮至粥稠，加金针菇段煮1分钟，加盐、香油调味即可。

养人功效 小米有滋阴养血的作用，可以为大脑提供充足的热量；金针菇、香菇、平菇可促进记忆、增强智力、补脑健脑。四者一起食用，能滋阴养血、提高记忆力、补脑健脑。

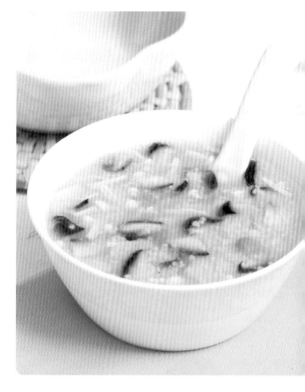

维护脑细胞和神经功能

松仁紫米粥

◎ 材料 大米30克，紫米80克，松仁15克。

● 做法

1 大米和紫米淘洗干净，分别浸泡30分钟和4小时；松仁挑净杂质，洗净。

2 锅内倒入适量清水烧开，放入大米、紫米、松仁烧开，转小火煮至粥熟即可。

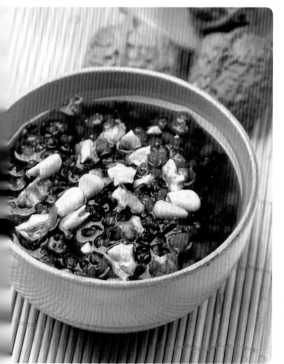

养人功效 松仁含有丰富的不饱和脂肪酸、谷氨酸、磷、锰等健脑成分，可增强脑细胞代谢，有维护脑细胞和神经的功能，是脑力劳动者极佳的健脑食品。

Part 15

不同人群粥——悉心呵护全家人

体力劳动者

◎ 饮食原则

1 在户外劳动时要注意多饮水。

2 可以考虑多食用具有益气补血、生津止渴、强筋健骨、消除疲劳功效的食物。

3 不宜大量喝咖啡和浓茶，以免刺激神经兴奋，加重疲惫感。

● 重点推荐食材

快速补充体力	满足对热量的需求	补充体力	减轻粉尘危害
肉类	大米	牛奶	猪血

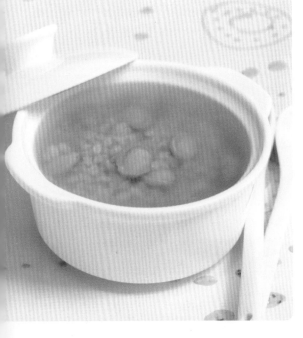

强筋健骨，增强体力

扁豆糙米粥

◎ 材料 白扁豆 30 克，糙米 80 克。

◎ 调料 白糖适量。

● 做法

1 白扁豆洗净，浸泡 8~10 小时；糙米洗净，浸泡 4 小时。

2 锅内倒入适量清水烧开，放入白扁豆、糙米大火煮开，转小火熬煮，待煮至熟软，加白糖调味即可。

 养人功效 糙米可补脾胃、益五脏，与白扁豆熬粥同食，其健脾祛湿之力更强，还可有效增强体力。

補肾强身，提高精力

黑豆粥

◎ 材料 黑豆50克，大米100克。

● 做法

1 黑豆洗净，浸泡4小时；大米淘洗干净，浸泡30分钟。

2 锅置火上，加适量清水煮沸，放入黑豆，用大火煮沸，转小火熬煮，待黑豆煮至六成熟时加入大米，再煮30分钟至粥黏稠。

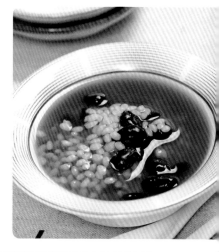

补血益气，利水消肿

生滚鱼片粥

◎ 材料 黑鱼片50克，大米100克。

◎ 调料 葱末 、姜末 、料酒各5克，盐3克。

● 做法

1 大米洗净，用水浸泡30分钟；黑鱼片加姜末、料酒、盐拌匀腌渍15分钟。

2 锅内加适量清水烧开，加入大米，大火煮开后转小火煮40分钟，至粥儿成熟，加入黑鱼片迅速滑散，煮3分钟，加葱末、盐调味即可。

 养人功效 黑鱼富含蛋白质、脂肪，还含有多种维生素，有补血、补脾益气、利水消肿等功效。

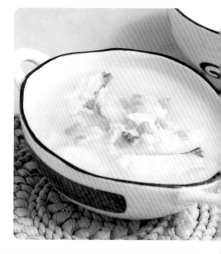

补充体力，消除疲劳

桂圆黑豆姜汁粥

◎ 材料 大米75克，黑豆40克，姜20克，桂圆25克。

◎ 调料 盐3克。

● 做法

1 大米洗净，用水浸泡30分钟；桂圆去壳；黑豆洗净后用水浸泡4小时；姜去皮，磨汁。

2 锅内加适量清水烧开，加入黑豆、大米，煮开后转小火。

3 煮约20分钟，加入桂圆、姜汁搅匀，转中火熬煮。

4 煮30分钟至米粒软烂，加入适量盐调味即可。

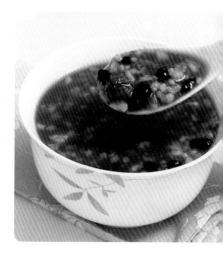

盯屏族

◎ 饮食原则

1 补充维生素 A，防治眼睛干涩。补充维生素 A 应多吃鱼类（尤其是海鱼）、动物肝脏、蛋黄等。胡萝卜、西蓝花、菠菜、油菜、苋菜等蔬菜中含有的胡萝卜素也能在体内转化为维生素 A。

2 补充维生素 C，保护晶状体。要多吃绿叶蔬菜、青椒、猕猴桃、草莓、柠檬、柑橘等维生素 C 含量丰富的食物。

● 重点推荐食材

缓解眼部疲劳	保护眼睛	抗辐射	抗辐射，抗衰老
胡萝卜	猪肝	海带	玉米

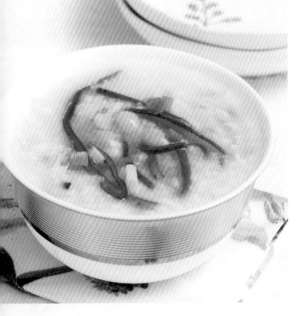

缓解辐射造成的不适感

海带豆香粥

◎ **材料** 大米80克，海带丝50克，黄豆40克。

◎ **调料** 葱末5克，盐3克。

● **做法**

1 黄豆洗净后用水浸泡4小时；大米洗净，用水浸泡30分钟；海带丝洗净。

2 锅内加适量清水烧开，加入大米和黄豆，大火煮开后转小火。

3 煮30分钟，加入海带丝煮约20分钟，加盐调味，最后撒入葱末即可。

养人功效 这道海带豆香粥富含多种维生素和矿物质，可提高机体的抗辐射性，缓解外界辐射给人体带来的种种不适。

玉米豌豆粥

◎ 材料 大米50克，玉米40克，豌豆30克。

● 做法

1 大米洗净，用水浸泡30分钟；玉米和豌豆洗净，焯熟，去皮捣碎。

2 锅内加适量清水烧开，加入大米，大火煮开后转小火。

3 煮30分钟，加入玉米碎和豌豆碎，煮10分钟即可。

 养人功效 玉米含有玉米黄体，豌豆中含有大量胡萝卜素、叶黄素，对保护视神经、改善视力非常有益。

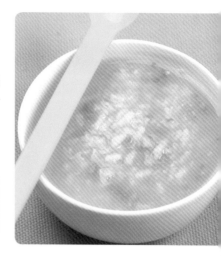

养肝明目，润肤美容

银耳猪肝粥

◎ 材料 大米100克，猪肝50克，干银耳10克，鸡蛋1个（取蛋清）。

◎ 调料 盐3克，淀粉适量。

● 做法

1 干银耳泡发，洗净，去黄蒂，撕小朵；猪肝洗净，切片；大米洗净，用水浸泡30分钟。

2 将猪肝片放入碗中，加入盐、淀粉，打入鸡蛋清，拌匀挂浆。

3 锅内加适量清水烧开，加入大米、银耳，大火煮开后转小火。

4 煮30分钟，加入猪肝，继续煮至粥熟即可。

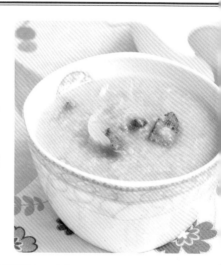

明目，缓解视疲劳

羊肝胡萝卜粥

◎ 材料 羊肝50克，胡萝卜丁100克，大米100克。

◎ 调料 姜末、葱末、盐各5克，胡椒粉少许。

● 做法

1 羊肝洗净，切薄片；大米洗净，浸泡30分钟。

2 锅内加适量清水烧开，加入大米，大火煮开后转小火煮40分钟，加羊肝片、胡萝卜丁，调入盐、胡椒粉煮10分钟，撒葱末、姜末即可。

 养人功效 羊肝和胡萝卜都有养肝明目的作用，搭配做粥，缓解视疲劳效果非常显著。

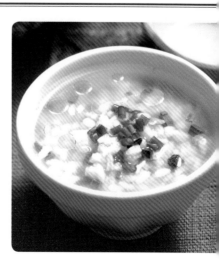

Part 16 四季强身粥

—— 向 大 自 然 要 健 康

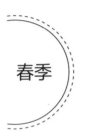

春季

◎ **饮食原则**

1 春季宜多喝粥。在早餐或晚餐中进食一些粥可温肾壮阳、健脾和胃、益气养血，如鸡肝粥、韭菜粥、猪肝粥等。

2 多喝水。喝水可增加循环血容量，有利于养肝和排出代谢废物，可减轻毒物对肝的损害。

3 春天由寒转暖，气温变化大，细菌、微生物开始繁殖，活力加强，容易侵犯人体而致病。应适当增加蔬果的摄入，补充足够的维生素，来抵抗病毒、预防呼吸道感染等。

● **重点推荐食材**

增强脾胃之气	养肝效果佳	补肝养血	祛邪扶正
韭菜	**芹菜**	**猪肝**	**葱**

保护视神经，改善视力

韭菜虾仁粥

◎ 材料 大米100克，虾仁80克，韭菜30克。
◎ 调料 盐3克。
● 做法

1 韭菜洗净，切段；虾去头、壳及虾线，洗净，切段；大米洗净，浸泡30分钟。

2 锅内加适量清水烧开，加入大米，大火煮开后转小火。

3 煮30分钟，加入虾仁段，略煮片刻后倒入韭菜段，加盐调味即可。

养人功效 韭菜可养肝护肝、补肾壮阳、散血解毒、保暖健胃；虾仁富含优质蛋白质，可补阳气、强筋骨。二者和大米一起煮粥食用，能养肝护肝、温补阳气，适合春季食用。

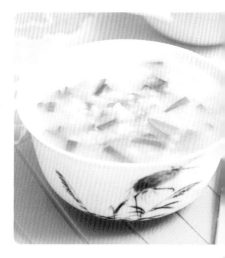

疏肝养血

菠菜粥

◎ 材料 大米100克，菠菜80克。
◎ 调料 盐3克。
● 做法

1 将大米洗净，浸泡30分钟；菠菜洗净，入开水中焯一下，切段，捞出。

2 锅置火上，倒入适量清水煮沸，放入大米用大火煮沸，改小火继续熬煮，待粥成时加入菠菜段，用盐调味即可。

养人功效 菠菜可滋阴润燥、疏肝养血，对春季因肝阴不足所致的高血压、贫血等都有较好的辅助治疗作用。

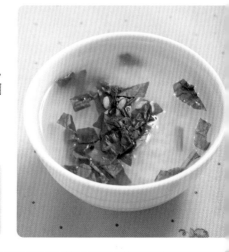

补肝养血，保护视力

猪肝绿豆粥

◎ 材料 猪肝75克，大米100克，绿豆50克。
◎ 调料 盐3克。
● 做法

1 绿豆洗净，浸泡4小时；大米洗净，浸泡30分钟；猪肝洗净，切片。

2 锅内加适量清水烧开，加入绿豆、大米，大火煮开后转小火。

3 煮40分钟，将猪肝片放入锅中同煮3分钟，加盐调味即可。

养人功效 猪肝富含蛋白质和维生素A，绿豆富含铁、钙、磷等物质，对肝脏有滋补功效，还可促进生长、保护视力。

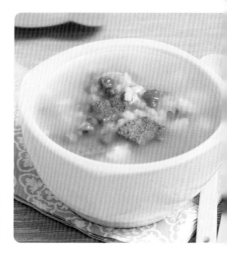

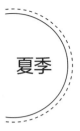

夏季

◎ **饮食原则**

1 多吃凉性蔬果。苦瓜、丝瓜、黄瓜、西瓜、甜瓜都属于凉性，有利于生津止渴、除烦解暑、清热泻火、排毒通便，夏季可以适当多吃。

2 饮食宜清淡，适当酸辣。清淡的食物能开胃，还能解暑。例如绿豆粥、荷叶粥、薄荷粥以及面条等。酸和辣都能开胃，而且能帮助消化、增进食欲。

● **重点推荐食材**

清热解暑	解热毒，消水肿	疏肝行气，利咽喉	清暑利湿
西瓜	绿豆	薄荷	荷叶

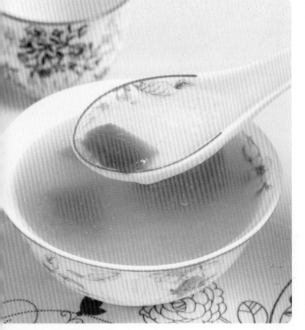

清热润肺，健脾美肤

西瓜西米粥

◎ **材料** 西瓜 200 克，西米 80 克。

◎ **调料** 冰糖5克。

● **做法**

1 西瓜去皮、去子，切丁；西米洗净。

2 锅内加适量清水烧开，加入西米，煮开后转小火。

3 煮 20 分钟，加入西瓜丁、冰糖煮 5 分钟，至冰糖化开即可。

 养人功效 这道粥有清凉解暑、解渴利尿、健脾润肺等功效，非常适合在盛夏食用。

乌梅粥

◎ 材料 乌梅20克，大米100克。

◎ 调料 冰糖10克。

● 做法

1 乌梅洗净；大米淘洗干净，用水浸泡30分钟。

2 锅内加适量清水、乌梅烧开，放入大米，用大火煮沸，转小火熬煮成稀粥，加入冰糖熬煮至化开即可。

养人功效 乌梅含有柠檬酸、苹果酸、碳水化合物、维生素C等成分，具有很好的生津作用，非常适合夏季食用。

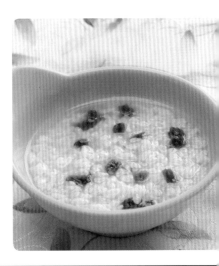

薄荷粥

◎ 材料 大米100克，薄荷叶20克。

◎ 调料 冰糖5克。

● 做法

1 薄荷叶去老、黄叶片，洗净，沥干；大米洗净，用水浸泡30分钟。

2 锅内加适量清水烧开，加入大米，煮开后转小火。

3 煮30分钟至米烂粥稠时，倒入薄荷叶及冰糖煮5分钟，至冰糖化开即可。

养人功效 薄荷叶有疏风散热、镇痛止痒、抗菌消炎、健胃消食等作用。夏季喝薄荷粥，可以清心怡神、疏风散热、增进食欲、帮助消化。

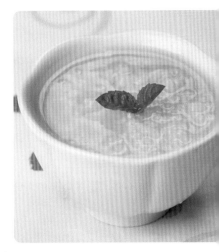

荷叶粥

◎ 材料 干荷叶1张，大米100克，枸杞子5克。

◎ 调料 白糖3克。

● 做法

1 大米洗净，用水浸泡30分钟；枸杞子洗净；荷叶洗净，切片。

2 锅内加适量清水烧开，加入大米，大火煮开后转小火。

3 煮30分钟至米粒裂开，加入洗净的干荷叶片、枸杞子同煮。

4 待米粒软烂盛出，食用时拣出荷叶，加白糖，搅匀即可。

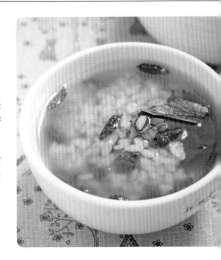

秋季

◎ 饮食原则

1 多吃滋阴润燥的食物。如银耳、甘蔗、雪梨、橄榄、百合、芝麻、核桃、糯米、蜂蜜等，可以起到滋阴润肺、防燥养血的作用。

2 饮食多样化，营养要均衡。秋季人体的免疫系统需要足够的维生素进行调节，提高免疫力和抗病能力。可以多食富含维生素 C 的食物，如橘子、猕猴桃等。

3 防止"秋膘"过剩。注意"贴秋膘"要适度，否则很容易造成脂肪堆积，尤其是"三高"患者及体虚老年人更需要注意。

● 重点推荐食材

润肺，化痰止咳	清心安神，润肺	健脾养胃	凉血止血，护肝
雪梨	百合	玉米	茄子

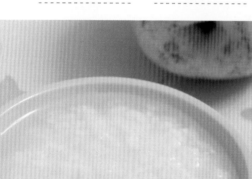

生津润燥、清热化痰

雪梨大米粥

◎ 材料 雪梨 200 克，大米 100 克。

◎ 调料 冰糖 10 克。

● 做法

1 大米洗净，用水浸泡 30 分钟；雪梨洗净，去皮和核，切成薄片。

2 锅内加适量清水，加雪梨片，大火煮开后滤出杂质，取雪梨汁。

3 锅内加入雪梨汁和清水大火烧开，再加大米，大火煮开后转小火煮 40 分钟，至米粥将成，加入冰糖煮至化开即可。

 养人功效 雪梨具有生津润燥、清热化痰的功效，特别适合秋天食用。它和大米煮粥食用，具有清热润肺的功效，尤其适合不宜吃生梨的老人和小孩。

二米银耳粥

◎ 材料 大米、小米各50克，银耳20克。

◎ 调料 冰糖10克。

● 做法

1 大米、小米各洗净，大米用水浸泡30分钟；银耳用水泡发，洗净，去黄蒂，撕成小朵。

2 锅置火上，倒入适量清水大火烧开，加大米和小米煮沸，转小火续煮30分钟，再加入银耳同煮至米粒软烂。

3 加入冰糖煮至冰糖化开，拌匀即可。

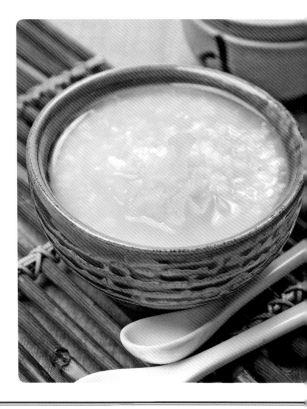

养人功效 银耳含有多种氨基酸、矿物质，能滋阴保肝、降糖降脂、延缓衰老。它和大米、小米搭配食用，可补中益气、健脾和胃，提高肝脏解毒能力，弥补了秋季肺气较弱的形势。

滋阴润燥，健脑益智

黑芝麻大米粥

◎ 材料 大米 100 克，黑芝麻 40 克。

● 做法

1 黑芝麻洗净，炒香，研碎；大米洗净，用水浸泡 30 分钟。

2 锅内加适量清水，加入大米，煮开后转小火。

3 煮 30 分钟，放入芝麻碎搅匀，继续熬煮至米烂粥稠即可。

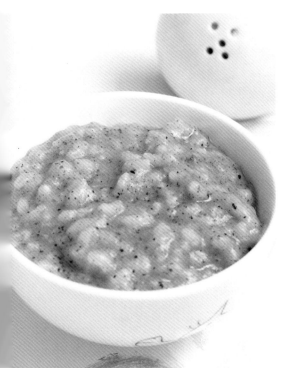

养人功效 黑芝麻富含不饱和脂肪酸和蛋白质，可滋阴润燥、补肝润脏、益气生肌，还可健脑益智、延年益寿。它和大米一起煮粥，很适合经常用脑的人及体虚者食用，也是秋季养生的佳品。

Part 16

四季强身粥——向大自然要健康

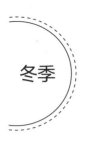

冬季

◎ 饮食原则

1 适度补充热量。碳水化合物和脂肪能够提供充足的热量，帮助机体御寒，可适度摄入瘦肉、鸡蛋、鱼类、乳类、豆类及豆制品等。

2 注意维生素的补充。冬季多摄入蔬菜，可补充维生素C、胡萝卜素等。如白菜、圆白菜、胡萝卜、黄豆芽、油菜等是维生素含量丰富的蔬菜，可适量多吃。

3 餐间可加餐，吃些零食。两餐之间吃些坚果、酸奶、麦片是不错的选择，这些零食所含的蛋白质和碳水化合物会使血糖适当升高，让人精力充沛。

● 重点推荐食材

补血，滋阴益肾	补益肝血	暖胃，养颜	清热润燥
黑米	羊肉	白菜	白萝卜

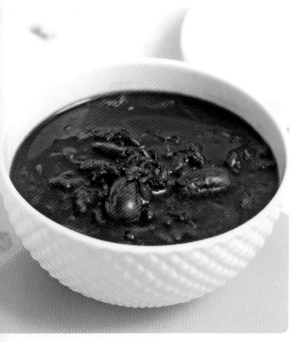

滋阴补肾

黑米红枣粥

◎ 材料 黑米80克，红枣10枚，大米20克，枸杞子5克。

● 做法

1 黑米洗净，浸泡4小时；大米洗净，浸泡30分钟；红枣洗净，去核；枸杞子洗净。

2 锅内加适量清水烧开，加入黑米、大米，大火煮开后转小火。

3 煮40分钟，加红枣煮10分钟，再加入枸杞子煮1分钟即可。

养人功效 黑米能滋阴补肾、明目活血，是很好的滋补品；红枣富含多种维生素，能补气养血、滋补壮阳；枸杞子可生精补髓、滋阴补肾。三者搭配食用，具有较强的滋阴补肾功效，很适合在冬季进补。

补肾养胃

猪腰大米粥

◎ 材料 大米100克，新鲜猪腰50克，绿豆20克。

◎ 调料 盐3克。

● 做法

1 新鲜猪腰洗净，切片，焯水；大米洗净，用水浸泡30分钟；绿豆洗净后用水浸泡4小时。

2 锅内加适量清水烧开，加入大米、绿豆，煮开后转小火。

3 煮40分钟至粥将成时将猪腰片放入锅中煮熟，加盐调味即可。

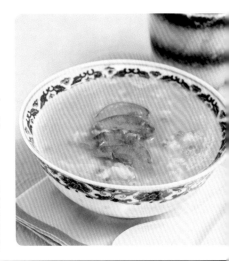

 养人功效 这道粥含有丰富的蛋白质、脂肪、碳水化合物、钙、磷、铁和维生素等，有健肾补腰、理气暖身的功效，适合冬季食用。

补肾强身

羊肉萝卜粥

◎ 材料 羊肉、白萝卜各100克，高粱米、大米各50克。

◎ 调料 羊肉汤1500克，陈皮、葱末、姜末、料酒各10克，盐3克，五香粉3克，香油适量。

● 做法

1 高粱米洗净，浸泡4小时；大米洗净，浸泡30分钟；白萝卜洗净后切丁；羊肉洗净后切薄片；陈皮洗净后切末。

2 锅内加适量清水和羊肉汤、料酒、五香粉、陈皮末大火煮开，加大米、高粱米再次煮开，转小火煮40分钟，加白萝卜丁、羊肉片煮熟，再加盐、葱末、姜末、香油调味即可。

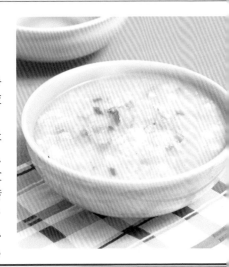

健脑补肾

白果羊肾粥

◎ 材料 白果10克，羊肾1个，羊肉、大米各50克。

◎ 调料 葱白适量。

● 做法

1 将羊肾洗净，去脂膜，切成细丁；葱白洗净切成细节；羊肉洗净切块；白果洗净；大米洗净，浸泡30分钟。

2 锅置火上，倒入适量清水，把所有食材一同放入锅内熬煮，待肉熟米烂时即可。

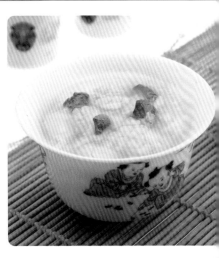

 养人功效 白果有改善大脑功能、延缓大脑衰老、增强记忆能力的功效，与有补肾止遗功效的羊肾搭配，可以健脑补肾。

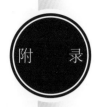

附 录 佐粥小菜

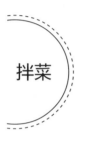

拌菜

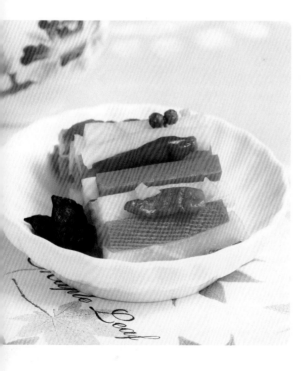

开胃下饭

四川泡菜

◎ 材料 白萝卜条、胡萝卜条各250克。

◎ 调料 野山椒100克，姜片5克，盐3克，大料、花椒、白糖各6克，柠檬汁、辣椒汁各适量。

● 做法

1 净锅加水煮开，加姜片、大料、花椒、野山椒再次沸腾之后继续加热10分钟，之后关火，放至彻底冷却成调味汁。

2 将调味汁倒入泡菜坛内，下入白萝卜条、胡萝卜条，加柠檬汁、辣椒汁、盐、白糖搅匀，密封约20天即可。

滋阴养血

韩国泡菜

◎ 材料 大白菜500克，牛肉清汤150克，白萝卜片50克，苹果片、梨片各25克。

◎ 调料 辣椒面15克，葱末、蒜泥各10克，盐、白糖各3克。

● 做法

1 大白菜去除根和老帮，洗净沥干，切成四瓣，放盆内，撒盐腌渍4小时；白萝卜片用盐腌至出水。

2 取盛器，放入苹果片、梨片、牛肉汤及所有调料拌匀制成卤汁；取一个泡菜坛子，将大白菜、白萝卜沥去腌水，放入坛内，倒入卤汁，封严坛口，放置3~7天即可。

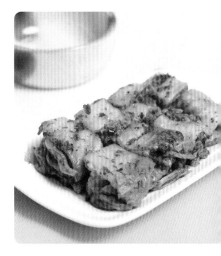

帮助降低血压

花生芹菜

◎ 材料 芹菜200克，花生仁50克。

◎ 调料 盐、醋、葱末、姜末、干辣椒段各5克，大料3克。

● 做法

1 花生仁洗净；芹菜洗净，切段，焯熟捞出。

2 锅内加适量清水，加入盐、大料煮开后，加入花生仁煮20分钟。

3 另起一锅，加适量水煮开，加入芹菜段。

4 芹菜段、熟花生仁放入盘中，加入盐、醋、葱末、姜末拌匀。

5 锅置火上，倒油烧热，加干辣椒段炸香，挑出辣椒段，把辣椒油浇在菜上拌匀即可。

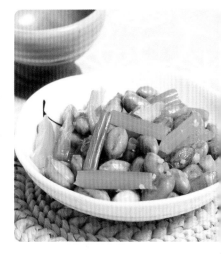

减肥排毒

三彩菠菜

◎ 材料 菠菜150克，鸡蛋2个，粉丝25克。

◎ 调料 蒜末、醋、盐3克，香油2克，白糖1克。

● 做法

1 菠菜洗净，焯水后切段；鸡蛋磕入碗中，打散；粉丝用沸水煮软，捞出凉凉。

2 油锅烧热，倒入鸡蛋液摊成蛋皮后，铲出，切成丝；取盘，放入菠菜段、粉丝、鸡蛋丝，加入蒜末、醋、盐、香油、白糖拌匀即可。

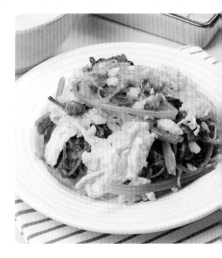

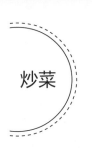

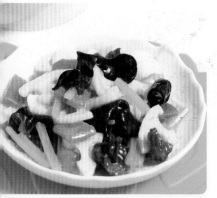

健脾开胃

荷塘小炒

◎ 材料 莲藕片、胡萝卜片各150克，芹菜段100克，木耳、鲜百合各20克。

◎ 调料 蒜末5克，盐3克。

● 做法

1 木耳泡发，洗净，撕小朵；鲜百合剥开，洗净；把胡萝卜、木耳、芹菜、莲藕、百合分别放入沸水中焯水，捞出沥干。

2 锅内放油烧至七成热，放蒜末炒香，放入所有材料，快速翻炒2分钟，加盐调味即可。

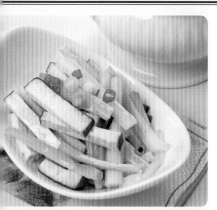

补肝肾，通便

香干炒芹菜

◎ 材料 芹菜350克，香干300克。

◎ 调料 葱末、盐、料酒、香油各2克。

● 做法

1 芹菜洗干净，先剖细，再切长段；香干洗净，切条。

2 炒锅置火上，倒油烧至七成热，用葱末炝锅，下芹菜段煸炒，再放入香干、料酒、盐，炒拌均匀，出锅前淋上香油拌匀即可。

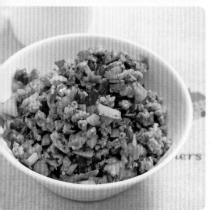

开胃，下饭

炒苍蝇头

◎ 材料 韭菜100克，猪肉馅150克。

◎ 调料 豆豉、蒜末、红辣椒各10克，酱油、料酒各5克。

● 做法

1 韭菜洗净，切段；红辣椒洗净，切末。

2 锅内烧油烧热，放入蒜末、辣椒末、豆豉炒出香味。

3 加猪肉馅翻炒熟，加料酒，酱油继续翻炒均匀。

4 加入韭菜段快速翻炒至断生即可。